NURSING TEXTBOOK SERIES

小児看護学II

子どもへのケア技術と看護過程

守口絵里・茎津智子 編著

JN003035

医歯薬出版株式会社

〈執筆者一覧〉

編集

守口絵里 京都光華女子大学健康科学部看護学科　准教授
茎津智子 京都光華女子大学健康科学部看護学科　教授

執筆

伊織光恵 天使大学看護栄養学部看護学科　講師
池田友美 摂南大学看護学部看護学科　教授
亀田直子 摂南大学看護学部看護学科　講師
茎津智子 編集に同じ
工藤悦子 日本医療大学保健医療学部看護学科　准教授
鈴木美佐 大阪医科薬科大学看護学部看護学科　准教授
田中さおり 天使大学看護栄養学部看護学科　准教授
中山祐一 大阪公立大学大学院看護学研究科　講師
西田千夏 藍野大学医療保健学部看護学科　准教授
長谷川由香 佛教大学保健医療技術学部看護学科　准教授
平田美紀 聖泉大学看護学部看護学科　教授
村井博子 聖泉大学看護学部看護学科　講師
守口絵里 編集に同じ
山口未久 京都府立医科大学医学部看護学科　学内講師

This book is originally published in Japanese
under the title of :

NTS SHOUNIKANGOGAKU II
(Pediatric Nursing II)

Editors :
MORIGUCHI, Eri
　Associate Professor, Kyoto Koka Women's University
KUKITSU, Tomoko
　Professor, Kyoto Koka Women's University

© 2023　1st ed.

ISHIYAKU PUBLISHERS, INC.
　7-10, Honkomagome 1 chome, Bunkyo-ku,
　Tokyo 113-8612, Japan

はじめに

　本書は，1999 年，2001 年初版刊行の「小児看護学 1」「小児看護学 2」を前身として，このたび「小児看護学 I　子どもの健康と成長・発達」「小児看護学 II　子どもへのケア技術と看護過程」と題し，全面的な再構築により新たな小児看護学のテキストとして刊行しました．

　少子高齢化が進むわが国では，子どもたちを取り巻く社会環境にも日々さまざまな変化が生じています．子どもたちは家族においても社会においてもとても大切な存在であり，子どもたちが健やかに育っていくことを願って多くの存在が子どもたちを見守り支えています．このような社会のなか，高度医療の発展により子どもたちの健康問題にもさまざまな課題やニーズが生じ，そこにアプローチする存在として看護の力は不可欠です．また，わが国は 1994 年に子どもの権利条約に批准し，1999 年には日本看護協会により小児看護領域の業務基準では「小児看護領域で特に留意すべき子どもの権利と必要な看護行為」が示されるなど，小児医療において子どもの権利を擁護することの重要性が提唱されるようになり，医療において子どもが受ける苦痛やストレスに最大減の配慮をしながら看護を実践していくことが求められています．

　そこで本書では，子どもにとっての安全・安楽をふまえながら，第 1 章では小児看護に特有な技術として，日常生活援助の場面，診療の場面，事故・緊急時の場面と，看護技術を援助の場面別に整理して解説しています．第 2 章では子どもの主要な症状とケア技術として，各症状の観察やアセスメントのポイントから看護計画にあがるケア技術までの一連の流れを理解できるように解説しています．第 3 章では小児看護における看護過程と代表的な事例として，臨地実習で受け持ったり国家試験で出題されたりすることが多い症例を中心に 10 例取り上げて解説しています．このように，臨地実習や国家試験対策において看護学生が使いやすいテキストであることを目指して本書を編集しました．また，少しでも援助の場面がイメージできるようにと多くの写真を掲載し，可能な場面は実際のお子様にご協力いただいて撮影しました．そして，小児ならではのケア技術の工夫などもトピックスとして掲載するなど，実践の場で活動している看護職の方々にもご活用いただけることを願っております．

　最後に，第 1 章および第 2 章の小児看護技術に関する写真で，モデルになってくださったお子様とお母様，物品等の写真撮影にご協力くださった社会福祉法人京都社会事業財団 京都桂病院様には，心より感謝申し上げます．また，ご執筆くださいました皆様，企画編集を通して多くのお力添えをいただきました医歯薬出版株式会社編集部の皆様には心よりお礼申し上げます．

2022 年 12 月

編者を代表して　守口絵里

contents

第3章　小児看護における看護過程と代表的な事例 103

第1章
小児看護に特有な技術

A　日常生活援助に必要なケア技術

1　食事

1) 食事援助に必要な知識

(1)食事援助の目的

　小児の最大の特徴は，成長・発達することであり，この成長・発達に大きな影響を及ぼすのが栄養である．小児期に必要な栄養およびその摂取方法は，成長・発達段階によって，変化していく．また食事行動は，子どもの咀嚼・嚥下機能や姿勢・巧緻運動などの運動発達，情緒・言語発達を促し，食事の場面を通した社会性発達とも関連する．

　小児期における食事の援助では，子どもの成長・発達および必要な栄養・適切な食行動を理解したうえで，子どもが小児期に必要なエネルギーと栄養素を摂取できるように支援すること，さらに，子どもが適切な食事行動や食習慣を獲得し，身体・心理・社会面でより健やかな成長・発達を遂げることを目的とする．

(2)子どもの摂食機能

　ヒトの食べるための機能は，胎児期から乳幼児期にかけ，数年にわたって段階的に準備・獲得されるものであり，口腔・咽頭領域の形態と機能の発達が密接に関連している．

●哺乳

　哺乳は，吸啜・嚥下・呼吸運動と協調して行われる一連の運動である．乳児が乳首を口にくわえたときに，口唇・歯肉・舌を動かし，乳首を上顎の吸啜窩に押し付け，口腔内を陰圧として乳首を圧迫し乳汁を吸引する動きを吸啜運動という．

　生後1～2カ月頃までの乳児は，哺乳に関連する原始反射である哺乳反射（探索反射・捕捉反射・吸啜反射・嚥下反射）により，乳汁を摂取する．哺乳反射は，月齢とともに発達し，4～5カ月頃からは少しずつ消えはじめ，生後6～7カ月頃には，乳汁摂取は意思による運動となる．

●嚥下

　生後5～6カ月頃までの乳児は，乳首をくわえたまま口唇・顎を閉じることなく，また呼吸を止めずに乳汁の嚥下を行う．この頃の乳児の乳汁の嚥下を，乳児型嚥下と呼ぶ．

表 1-1	成熟嚥下の 3 相
口腔相	口腔内の食物を口唇外へ漏らすことなく咽頭部に送り込む働き
咽頭相	嚥下反射によって，咽頭蓋が気管にふたをし，軟口蓋が上方に移動し，鼻腔との交通路を閉じて，咽頭筋の動きとともに食道へ食物を送る働き
食道相	蠕動運動により食べ物を食道から胃へ送り込む働き

　生後 2 カ月頃までは，口に固形物が入るとそれを舌先で押し出す舌挺出反射がみられるが，生後 4 カ月頃までには消失しはじめ，半固形物を摂取できるようになる.
　生後 3〜4 カ月頃以降の乳児は，乳児型嚥下から，成熟嚥下に変化していく．成熟嚥下は，離乳の進行とともに獲得する嚥下方法で，食塊を捕食し，口唇・顎を閉じ，舌を動かして固形物を唾液とともに嚥下する動作である．成熟嚥下は大きく 3 相に分かれる（表 1-1)[1].

●咀嚼

　咀嚼は，舌・口唇・顎などの各器官の複雑な協調運動であり，口腔内に取り込んだ食物を歯提や歯で噛み砕き，すりつぶして唾液と混ぜ，飲み込みやすい食塊を作る動きである．小児期の咀嚼運動は，舌の運動の発達が中心となるが，その発達の状況は口唇と口角の動きで確認することができる.

(3)子どもの食事形態と食行動の発達

●乳児期

　生後 5〜6 カ月まで乳汁による栄養摂取を行い成長・発育する．これ以降，月齢が進むにつれ，歯の萌出や，食物の捕食・咀嚼・嚥下といった一連の摂食機能の発達が見られ，食物形態も，母乳・ミルクを飲む哺乳から，乳汁から半固形食，固形食へ劇的に変化する.

●離乳期

　離乳とは，母乳または育児用ミルクなどの乳汁栄養から，幼児食へ移行する過程をいう．子どもの発達に応じて生後 5〜6 カ月頃に離乳を開始し，離乳の完了（生後 12〜18 カ月頃）まで，調理形態を段階的に変化させる.
　離乳期は，食べることの楽しさを十分体験することができるよう，一人ひとりの子どもの状態・発達に合わせた支援が必要となる．生後 9 カ月から 1 歳過ぎの子どもには手づかみ食べなどを交え，目と手と口の協調運動を促進しながら，コップやスプーンなどの食具の使い方を教えて，「食べさせてもらう」ことから，「自分で食べることができる」ようになるよう，食事を楽しみつつ，食べる意欲を育むことが大切である.
　また食事習慣や生活リズムが形づくられる時期でもあることから，子どもの生涯を通した望ましい生活習慣の形成や生活習慣病予防の観点もふまえ，子どもおよび養育者へ支援を行う．授乳や離乳への支援内容は，社会環境や食生活の変化に応じて変遷している．養育者への支援にあたっては，新しい情報・エビデンスに沿った共通のガイドに沿って行われることが重要となる[2].

●幼児期

　12〜18 カ月頃の離乳完了後，食事形態は幼児食へ移行し，乳臼歯が萌出する 3 歳頃から，乳臼歯で食物を噛み砕く本格的な咀嚼がスタートする．幼児期の摂食機能および食行

動は，口腔機能，手の巧緻性や目と手の協調運動の発達や，認知発達，食事に関する経験等と関連し，個人差が大きいことから，個々の子どもの咀嚼・嚥下機能を評価したうえで，子どもに応じた調理形態を工夫する必要がある．

食具を使用した食事行動については，目と手の協調や巧緻運動の発達に伴い，3歳頃にはスプーンを持ち食物を口に運んでひとりで食べること，3歳半頃にははしの利用が可能になる．スプーンやはしの握り方は，手のひら握り，指握り，鉛筆握りへと変化する．はしの使い方の練習は，4歳以降のほうが身につきやすい[3]．

食事前の手洗い，挨拶，よく噛んでから嚥下すること，まんべんなく食べ物を摂取することなど，幼児期に獲得しておくべき食事行動への支援も重要である．

2）授乳

(1)アセスメント

①子どもの睡眠リズム，授乳リズム・間隔，機嫌，子どもの空腹時のサイン

→授乳リズムが確立するのは生後6～8カ月頃である．上記情報をふまえ，授乳時間をアセスメントする．

②ミルクの指示量（種類・量），普段使用している乳首の種類

③子どもの吸啜・嚥下の状況に応じた特殊な乳首が必要かどうか

④1回哺乳量および，1日哺乳回数，1日哺乳量，体重増加量，水分摂取量，ミルクに関する指示量，子どもに必要な水分・エネルギーが摂取できているか

(2)調乳：調製粉乳など人工乳を調乳する場合

●必要物品（写真①-1）

・哺乳瓶・哺乳瓶のふた

・乳首（表1-2，写真①-2）・調製粉乳（粉ミルク）

・粉ミルクの計量用スプーン

・湯（ポット）

・ボールなどの容器

・指示書

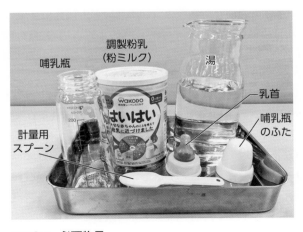

写真①-1　必要物品

表 1-2	乳首の種類[4]
材質による分類	天然ゴム（やわらかく吸啜力が弱い子どもに適している）・シリコンゴム・イソプロピレンゴム（弾力が強く丈夫で劣化しにくい）
乳首の形	丸形・弁付き
乳首の大きさ	普通サイズ，スモールサイズ
乳首の穴の大きさ	S・M・L
乳首の穴のカット	丸穴・スリーカット・クロスカット
口唇口蓋裂用の乳首	口に密着しやすいように通常の乳首よりも乳頭部分が大きくつくられている．哺乳力が弱い乳児が飲みやすいように，通気弁やミルクの逆流を防ぐためのストッパーなどが内蔵されている

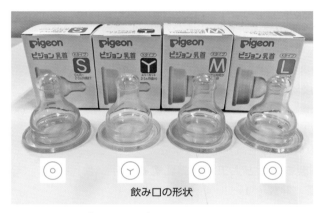

飲み口の形状

写真①-2　さまざまなタイプの乳首

● **乳首の選択**　乳首の素材・形・大きさ・穴のカットには，さまざまな種類がある．

　子どもの吸啜力や哺乳量・哺乳にかかる時間（哺乳にかかる時間は，通常 15〜20 分程度が目安となる）に合わせて，乳首の材質や穴の大きさ，カットの種類を選択する．

　〈予定している哺乳量を飲用するのに 15〜20 分以上の時間を要する場合〉

　吸啜力が弱い子どもの場合，乳首の穴が小さいと，哺乳に多くの時間を要し，疲れやすいことで，哺乳量の減少をきたしやすい．そのような場合には，乳首のサイズを S サイズから M サイズへ変更したり，乳首の穴の形を丸穴に変更したりすることを試してみる．

　〈予定している哺乳量を飲用するのが早い場合〉

　吸啜力が強い場合，丸穴の乳首では多くのミルクを短時間で飲用できてしまうため，吸啜力に合わせてミルクの出方が調節される乳首の穴の形（クロスカット・スリーカット）を選択する．

　〈口唇口蓋裂がある子どもの場合〉

　乳首を口腔内で圧迫吸引することが難しいため，ミルクを飲むのに時間がかかり疲れやすく，哺乳量の減少をきたしやすい．Hotz（ホッツ）床*を装着した状態の口唇口蓋裂児には，口腔内に挿入しやすく，弱い吸引圧でも飲むことができ，空気嚥下しにくい専用乳首があるので，必要時に選択をする[5,6]．

*Hotz 床とは[7]

　哺乳運動には乳児の口腔機能の発達や口唇，顎の発育を促すという重要な役割がある．口蓋裂児は，口蓋裂によって吸啜時に口腔内の陰圧が保てず乳首を口唇・口腔内で圧迫吸引しづらいために哺乳がうまくできず，正常な口腔機能の発達および口唇・上顎・下顎の成長への悪影響を及ぼす．

　上顎の口蓋裂の部分をふさぎ，鼻腔と口腔を分けるためのプラスチック製のプレート（人工口蓋床）を Hotz 床と呼ぶ．Hotz 床を装着することによって，哺乳の補助・上顎の骨の成長方向の誘導，舌の安定化，中耳炎の予防を図る．Hotz 床は生後すぐから，乳歯萌出がみられる生後 6 カ月頃までを目安として装着されることが多い．

●手順[8]

①調乳を行う場所の清掃消毒を行う．

②石けんと流水で手を洗い，水をペーパータオルで拭き取る．

③指示書を見て，調製粉乳の種類・量を確認し，準備する．

④哺乳瓶・哺乳瓶のふた・乳首・調製粉乳（粉ミルク）・粉ミルクの計量用スプーン・湯を準備する．

⑤調製粉乳の容器に書かれた説明文に沿って，必要な粉乳の量と，湯量について確認する．

⑥子どもに合った乳首を選択し準備する．

⑦調製粉乳に付属している計量用スプーンを用いて，正確な量の調製粉乳を測り（スプーンに山盛りではなくすり切りで正確に計量する），消毒済みの哺乳瓶の中に入れる（**写真①-3**）．

⑧一度沸騰して 70℃以上に冷ました湯を準備し，哺乳瓶の調乳量の 2/3 程度まで入れる（**写真①-4**）．

　→FAO/WHO は，粉乳に混入しているリスクのある細菌（サカザキ菌）による乳児の感染リスクを抑えるため，一度沸騰させ冷ました 70℃以上の湯を用いて調乳をすることを推奨している．粉乳にサカザキ菌が混入しても 70℃で殺菌される．

⑨瓶を軽く振って，調製粉乳を湯に溶かす．

⑩哺乳瓶に出来上がり量まで湯を加える（**写真①-5**）．

⑪哺乳瓶に乳首を付けてふたをかぶせる（**写真①-6**）．

⑫瓶をゆっくり振って，調製粉乳を完全に溶か

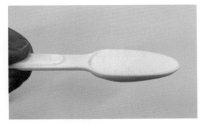

写真①-3　すり切りでの計量

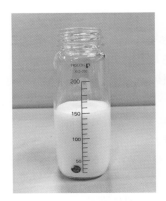

写真①-4　70℃以上のお湯による調乳

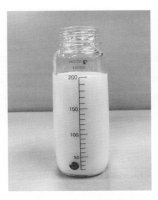

写真①-5　出来上がり量までお湯を加えた様子

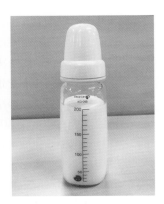

写真①-6　乳首とふたの取り付け

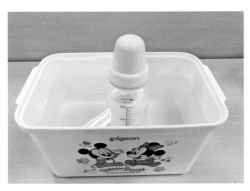
写真①-7　冷水による人肌（37〜38℃程度）までの冷却

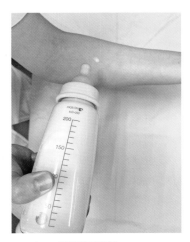
写真①-8　適温の確認

す．

⑬中身が完全に溶けたことを確かめ，ただちに哺乳瓶を流水または冷水の入ったボールに入れて，授乳に適した人肌の温度（37〜38℃程度）になるまで冷ます（**写真①-7**）．その際に，乳首に水がかからないように気をつける．

⑭介助者の前腕内側に少量のミルクを垂らし，授乳に適した温度になっているか，確認する（**写真①-8**）．熱ければ再度哺乳瓶を冷やして適温にする．

⑮調乳後2時間経って飲まなかったミルクは廃棄する．

　→飲み残して室温に放置したものは菌が繁殖するリスクがある．

(3)冷凍母乳を温める場合

●必要物品

・フリーザーバッグ（市販の母乳バッグ）で冷凍させた冷凍母乳

・湯

・ボールなどの容器

・はさみ

・指示書

●手順

①フリーザーバッグに記名された氏名・搾乳日と，授乳を行う子どもの照合を行う．

②解凍する直前に冷凍母乳が入ったバッグを冷凍庫から取り出す．

　→搾乳した母乳を市販の母乳用フリーザーバッグに移し冷凍した母乳の保存期間は，−20℃以下での冷凍保管にて1カ月である．

③流水または40℃程度の湯で解凍，加温し，人肌程度にまで温める．

　→母乳中の免疫グロブリンA（IgA）や母乳由来のリパーゼは，加温方法や加温温度によって変化する．そのため，母乳は37℃以上には温めない．また冷凍母乳の解凍・加温に熱湯や電子レンジは使用しない[9]．

④はさみでフリーザーバッグの角を切り，母乳を清潔な哺乳瓶に移す．

⑤再度，フリーザーバッグに記名された氏名と，授乳を行う子どもの照合を行う．

(4)授乳の方法

●必要物品

・母乳または調乳し適切な温度に加温したミルク

・ガーゼまたはスタイ

・指示書

●手順

①おむつ内を確認し，排泄があれば新しいおむつに交換しておく．

②子どもの一般状態を観察し，鼻閉などがあれば必要に応じて吸引を実施する．

③授乳前に流水，石けんで手洗いをする．

④準備したミルク（冷凍母乳）と指示書，授乳する子どもの氏名を照合する．

⑤準備したミルクが適温であることを確認する．

⑥乳首からのミルクの滴下状況を確認する．

　　※ミルクの流量は，哺乳瓶と乳首キャップのねじの締め具合で調整する．

⑦子どもの頸部の周囲と顎の下にガーゼまたはスタイを当てる．

⑧落ち着いた環境で，子どもを横抱きに抱っこする．

　　→子どもの頭部および上体を40～60°程度に起こし，子どもの頭頸部を介助者の肘部
　　　で支える．

　　→頸部が後ろに反り返った姿勢で哺乳すると，誤嚥しやすい．

⑨口唇に乳首を軽く当て，吸啜や舌の動きに合わせて舌の上に乳首をのせてくわえさせ
　る．その際，哺乳瓶につけている乳首の空気穴のあるほうが上に来るようにする．

⑩哺乳瓶の底を30°ぐらい上げて傾け，乳首がミルクで満ちている角度を保つようにし
　ながら授乳する（**写真①-9**）．

　　→乳首部分に空気が入ると，空気を嚥下し，吐乳の原因となる．

⑪授乳中は，哺乳力，空気の飲み込みがないか，鼻閉や咳嗽など呼吸状態の変化がない
　か，顔色の変化・チアノーゼなどがないか観察を行う．

　　→授乳を子どもの表情を見ながら行うことは，母子間や看護師との相互作用を促進す
　　　ることにつながる．

⑫授乳の時間の目安は15分前後とする．

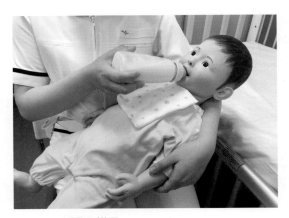

写真①-9　授乳の様子

→10分ほどで全量を飲み終わる場合は、乳首からのミルクの流量が多すぎないか、ミルクの量自体が不足していないか、確認を行う.

→15〜20分ほどで全量を飲み終わらない場合、授乳間隔・1日哺乳量が適切かどうか、確認する. 乳首の穴のサイズが小さく、哺乳による疲労が強いことが考えられる場合は、哺乳瓶と乳首キャップの締め具合を緩めたり、乳首の穴のタイプや大きさを変え、吸啜しやすいよう調整する.

⑬授乳後、ミルクとともに嚥下した空気を排出するために、排気を行う.

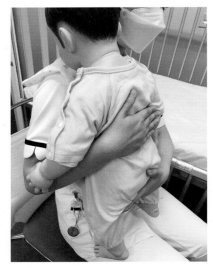

写真①-10　縦抱き抱っこによる排気

子どもの上体を挙上し、看護者と向き合うよう縦抱きで抱っこもしくは、膝の上に座位で座らせる姿勢とし、子どもの背部を上方に向けてさすったり、軽く背中を叩いたりし、排気を促す（**写真①-10**）.

→乳児型嚥下では、乳汁の吸啜・嚥下時にも鼻腔を通して呼吸が行われており、ミルクとともに空気を嚥下し胃内に貯留することから、授乳後の排気が必要となる.

⑭哺乳したミルクの量、排気の有無、吐乳・溢乳の有無、哺乳後の機嫌、呼吸状態、排泄の有無を確認する. 哺乳量と哺乳時間を記録する.

⑮おむつの汚染があれば、おむつ交換を行う.

⑯子どもの衣服を整え臥床させる.

哺乳後、排気がみられない場合は、溢乳による誤嚥を防ぐため、子どもの上半身を軽度挙上させ、臥床させる.

⑰残ったミルクは廃棄する.

⑱使用後の哺乳瓶・乳首を洗浄し、消毒を行う.

3）離乳食の介助

（1）アセスメント

・子どもの月齢・運動発達（座位が可能か）・発育状況・栄養状態

・食物アレルギーの有無

・母乳またはミルクの回数・量

・離乳食の回数・時間帯・離乳食にかかる時間・食べている食材・形態・量

・食事中の様子・機嫌

（2）離乳食介助の実際

●必要物品

・月齢に応じた離乳食・ミルク、食器・離乳食用スプーン、フォーク

→スプーンの形：スプーンのボール部分の深さが浅いものが望ましい. ボール部分が深いと、食物を取り込みにくい.

・お手拭き，エプロン，指示書
・必要に応じてベビーラックなど，子どもが安定して座位が取れるもの
●**手順**
①落ち着いた環境を整える（周囲のおもちゃを片付ける・テレビなどを消す）．
②子どもの腰部が安定するように座位姿勢を整え，「いただきます」の挨拶をする．
　→介助者の膝の上に抱っこまたは座位保持ができるベビーラックにて座位をとらせる．
③食べ物をのせたスプーンを，子どもの正面・口唇の正中から，まっすぐに口に入れる．
④スプーンのボール部分を口腔内に入るぐらいまで入れ，舌の中央部分にのせる．
　→スプーンを入れる位置が浅すぎると，舌の動きで，スプーンが押し出される．入れる位置が深すぎると，咽頭を刺激し，嘔吐反射を引き起こす．
⑤口唇が閉じるタイミングに合わせて，スプーンを平行に引き抜く．
　→6カ月頃より，捕食時にスプーン上の食物を口唇で挟み取り，口唇を閉じて嚥下する．
　→スプーンを引き抜く際，平行ではなく，上唇で食物を削ぐように上方に引き抜くと，姿勢が崩れやすくなるため，適切ではない．
⑥口唇・舌・顎の動きを観察する．
⑦液体の場合の介助方法
　→5〜6カ月では，スプーンを用い，スプーンの向きを横向きにし，口唇に当て口腔内へ注ぎ込む．
　→7〜8カ月ではコップや食器のふちを口唇に当て，口唇に挟むようにして，上口唇に液体が触れるよう容器を傾けて，少量を注ぎ込む．
　→9〜11カ月頃には，コップや茶わんを両手で持ち自分で口に持っていく．11カ月頃にはコップに口をつけたまま，連続で水分を飲むことができる．
　→12〜18カ月頃で，コップで水を飲む場合は，一口で飲み切れる程度の極少量の水分を入れ，飲むごとに追加するとよい．
※手づかみ食べについて
　7〜8カ月頃より，子どもは自分から食べ物に手を伸ばし，自由につかむことができるようになる．子どもが手づかみ食べを体験できるよう，食物が周囲にこぼれてもよいように環境を整える．手づかみ食べの際に指で押し込もうとする動きが9カ月頃からみられるが，見守りながら，必要時には口腔内に入れる1回分の量を介助者が調整できるようにする．
⑧食事をする時間は30分以内を目安とする．
　→つかまり立ちができるようになると，座って食べたがらないことが増える．動く子どもを追いかけて食べさせるようなことは行わず，離乳食をセッティングしている場所から，子どもに声をかけ，座れた場合には，十分に褒める．
　→遊び食べや他の遊びに関心が向き，食事に30分以上かかる場合には，「ごちそうさま」と声をかけ，食事を片付け，終了する．
⑨食事が終了したら，「ごちそうさま」と声をかけ，手や口の周りをおしぼりで拭き，

食後の口腔ケアを行う．

⑩下膳し，食事量を記録する．

4）幼児食・学童食への支援[10]

(1)アセスメント

- ・子どもの年齢・発育状況・栄養状態・乳歯・永久歯の萌出状況・咀嚼機能の発達状況
- ・食物アレルギーの有無
- ・食事の内容（食材・調理方法・形態・量）・時間帯・食事にかかる時間
- ・食事摂取量
- ・食事中の様子・機嫌

(2)食事介助

●必要物品

- ・年齢に応じた幼児食・学童食
- ・お茶
- ・スプーン・フォーク・はし
- ・お手拭き
- ・指示書

●手順

①座位をとり，テーブル（ベッド上の場合は，オーバーテーブル）で食事ができるように環境を整える．

②食事と，指示書・食事箋，食事をする子どもの氏名を照合する．

③食事を配膳し，「いただきます」の挨拶をする．必要時に介助を行う．

※幼児期前期では，子どもの口腔機能（咀嚼機能・歯の萌出の状況）と，食材・食形態が合致しないと，嚙み潰せてもすり潰せず，うまく食べることができない．食べ物を口に入れたまま溜めていたり，丸呑みしたり，口から出してしまったりする場合，咀嚼機能と食材・食形態が合っているかアセスメントする．

④食事終了後，「ごちそうさま」の挨拶をし，下膳する．食事量を記録する．

5）おやつ（間食）への支援

幼児期の間食は補食と位置づけられ，3回の食事では不足するエネルギーや栄養素を補う内容とする．また水分の補給にも留意する．

間食の適量は，1日の推定エネルギー必要量のうち，1～2歳時は約10～15％（100～150kcal），3～5歳児では約15～20％（200～260kcal）である．これらを1～2歳児は2回に分けて，3～5歳児は1回で与える．

6）治療食への支援

入院中の食事は，医療の一環として提供される．患児の病状に応じて栄養療法が必要な場合，医師の発行する食事箋に基づき，病態・疾患に合わせた栄養バランス・制限をふまえて作られた病院食（特別治療食）が提供される．

特別治療食は，エネルギー制限，たんぱく質制限，脂質制限，塩分制限，消化管庇護食

等の食種区分で分けられたもの，疾患に応じた腎臓食・肝臓食・糖尿食・胃潰瘍食・貧血食・膵臓食・脂質異常症食・痛風食・てんかん食・フェニールケトン尿症食・無菌食などがある．治療乳（乳児栄養障害に対して直接調乳する治療乳）についても治療食に含まれる[11]．

治療食を提供する際には，医師の発行する食事箋に沿って食事内容が準備されているのか，配膳時に確認のうえ，患者氏名と照合して提供を行う．

〈文献〉
1) 大槻恵子（2017）：食べる機能・消化吸収機能の発達と栄養・食生活.「子育て・子育ちを支援する子どもの食と栄養」.堤ちはる，土井雅子編，第6版，萌文書林，pp25-34.
2) 厚生労働省（2019）：授乳・離乳の支援ガイド（2019年改訂版）.
　 https://www.mhlw.go.jp/stf/newpage_04250.html［2021/12/1 閲覧］
3) 土井正子，大槻恵子（2017）：子どもの発育・発達と食生活　幼児期の心身の発達と食生活.食べる機能・消化吸収機能の発達と栄養・食生活.「子育て・子育ちを支援する子どもの食と栄養」.堤ちはる，土井雅子編，第6版，萌文書林，pp130-133.
4) 大槻恵子（2017）：乳汁栄養　人工栄養,「子育て・子育ちを支援する子どもの食と栄養」.堤ちはる，土井雅子編，第6版，萌文書林，pp101-107.
5) 大山牧子（2010）：口唇・口蓋裂を持つ時の母乳育児.「胎児診断から始まる口唇・口蓋裂－集学的治療のアプローチ」.小林真司編，メジカルビュー社，pp82-95.
6) 大山牧子（2018）：疾患別の栄養療法　口唇口蓋裂・舌小帯短縮症.「小児臨床栄養学」.日本小児栄養消化器肝臓学会編，第2版，pp158-161.
7) 東京医科大学病院　口唇口蓋裂センター：口唇口蓋裂乳児の治療.
　 https://hospinfo.tokyo-med.ac.jp/shinryo/koushin/data/koushin_pamph.pdf［2022/4/1 閲覧］
8) 世界保健機関/国連食糧農業機関（2007）：乳児用調製粉乳の安全な調乳，保存および取り扱いに関するガイドライン.
　 https://www.mhlw.go.jp/topics/bukyoku/iyaku/syoku-anzen/qa/dl/070604-1b.pdf［2021/12/20 閲覧］
9) 大山牧子（2004）：NICUスタッフのための母乳育児ハンドブック.メディカ出版，p71.
10) 堤ちはる（2018）：発育段階別・年齢別・階層別の栄養の基礎知識　幼児期.「小児臨床栄養学」.日本小児栄養消化器肝臓学会編，診断と治療社，pp84-87.
11) 厚生労働省（2020）：入院時食事療養費に係る食事療養及び入院時生活療養費に係る生活療養の実施上の留意点について.
　 https://www.mhlw.go.jp/content/12400000/000603914.pdf［2022/1/4 閲覧］

2　排泄

1）排泄援助に必要な知識

排泄には身体にとって不必要な物質を排出し，水分出納バランス，電解質バランスを維持するための働きがある．排泄は腎機能，消化機能，水分出納バランスと関連するので，「小児看護学Ⅰ」第4章も参照されたい．

2）おむつ交換

排泄とは，体内での代謝により体外に尿・便を体外に出すことである．排泄に関係する援助には「おむつ交換」があげられる．新生児期・乳児期は，神経機能の発達が未熟であり，膀胱許容量も少ないために排尿は不随意的に行われる．1歳6カ月頃になると，大脳皮質での尿意・便意の知覚が可能となる．また，運動機能，言語能力などの発達とともにトイレットトレーニングが行われ排泄の自立に向かっていく．

（1）目的

・尿や便によって汚染された殿部と陰部の清潔を保つ．

・排泄物の性状を観察することで，子どもの状態の判断ができる．

・尿や便の汚染による不快な状態から，おむつ交換で気もちよい快の感覚の発達を促す．

・おむつ交換により「おむつが汚れていると気持ち悪いから替えようね」「きれいになると気持ちいいね」と子どもに話しかけるなどして快の感覚を提供することで，汚いやきれいの清潔概念を形成していく．

（2）必要物品（写真②-1）

〈紙おむつの場合〉

・紙おむつ

・お尻拭き

・ディスポーザブル手袋

・エプロン

・ナイロン袋（必要時）

・洗浄用微温湯（必要時）

（3）手順

①必要物品を準備し，ディスポーザブル手袋をつける．

②足を手前にして子どもを仰臥位にし，子どもの手の届くところに危険な物がないことを確認する．

　→子どもが汚れているおむつや殿部に手を持っていこうとする場合は，気をそらすためにおもちゃを握らせてもよい．

③実施の時は，必ず「これからおむつを替えるよ」「きれいにして気持ちよくなろうね」と話しかける．

　→おむつ交換中の子どもとの触れ合いや話しかけは，母子関係を築くことにもなる．

④衣服を足側から開け，汚染しないように腰付近でまとめる．

⑤新しい紙おむつを十分に広げて，汚れた紙おむつを外す前に殿部の下に敷く（**写真②-2**）．

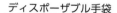

ディスポーザブル手袋　　　　　　　　お尻拭き

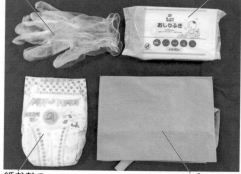

紙おむつ　　　　　　　　　エプロン

写真②-1　必要物品

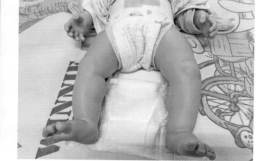

写真②-2　新しいおむつの準備

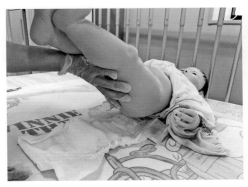

写真②-3　正しい殿部の上げ方

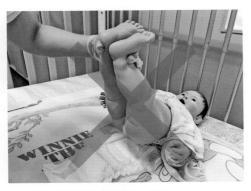

写真②-4　不適切な殿部の上げ方

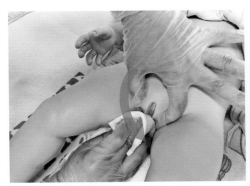

写真②-5　女児の陰部の拭き方

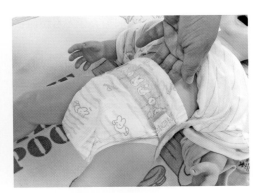

写真②-6　腹部のゆとりの確認

⑥汚染した紙おむつを開け，お尻拭きで汚れを拭き取った後，紙おむつをとる．

　→新しいおむつを入れたり交換したりするときは，殿部の下に手のひらを入れて軽く
　　殿部を浮かせながら入れる．両足を持って殿部を持ち上げると股関節脱臼を起こす
　　可能性があるため，絶対に足を引っ張ってはいけない（**写真②-3，写真②-4**）．

　→お尻拭きで陰部と殿部を拭く際には，皮膚を強くこすらずやさしく拭く．

　〈男児の場合〉陰嚢の裏側に汚れが残りやすいので，陰茎・陰嚢を持ち上げるように
　　して拭き取る．

　〈女児の場合〉尿路感染を防ぐために，尿道から肛門に向かって拭き，陰唇の内側も
　　やさしく拭き取る（**写真②-5**）．

⑦おむつ内の排泄物や皮膚の状態を観察する．尿や便は，量・性状（色，におい，混濁
　の有無，混入物の有無）を観察する．

⑧排泄物がおむつから出ないように汚れているおむつを丸めながら取り出し，替えのお
　むつを装着する．

　→腹式呼吸を妨げないように，おむつの上端は臍の下までとし，腹部に指が2本程
　　度入る程のゆとりをもたせる（**写真②-6**）．

　→おむつのギャザーや折り目の部分はしっかりと伸ばし，とくに股付近のギャザーを
　　しっかり立てておくと横漏れが防げる．

〈実施後〉
①汚れた紙おむつは，排泄物が漏れ出ないように丸めるようにテープで留めて捨てる.
　→汚れたおむつは，決められた場所に捨てる（ごみの扱いは各自治体に確認する）.
②おむつ交換後，排泄物で汚染した手が感染の媒介にならないように，しっかりと手洗いを行う.

3）ベッド上での排泄の援助

　子どもの排泄行動は発達段階に応じた支援の方法で自立を促すことが重要である．1歳6カ月頃より神経系の発達に伴い，トイレットトレーニングというしつけが行われ排泄の自立に至る．しかし，排泄が自立している子どもが，何らかの疾患や障害や安静保持などの行動制限を強いられ後退することもあるため，状況に応じた支援が必要である．ここでは，排泄の自立していた子どもが何らかの理由によりベッド上で便器や尿器を用いて行う場合の排泄介助の手順を示す.

〈ベッド上での尿器・便器の使用〉
(1)目的
・安静保持や行動制限がある子どもの排泄を支援する.
(2)必要物品
・尿器または便器
・尿器・便器カバー
・トイレットペーパーまたはティッシュペーパー
・掛け物
・処置用シーツ（防水シーツ）
・ディスポーザブル手袋
・エプロン
・手指清拭物品
(3)手順
①子どもが尿意・便意を訴えたら「おしっこしたいのね」「うんちしようね」と声をかけ，必要物品の準備をする.
②物品を準備し，子どものベッドサイドに置く.
③カーテンやスクリーンを使い周囲から見えないようにプライバシーを保持する.
④看護師はディスポーザブル手袋とエプロンを装着する.
⑤子どもの膝を立て，殿部の下に処置用シーツを敷く．その後，子どもの下着と衣類をおろす.
⑥看護者は片方の手を子どもの腰下に入れ軽く持ち上げ，もう片方の手で便器を殿部に挿入する.
⑦女児の場合は，陰部に縦に細長く折った長めのトイレットペーパーを当てて尿が飛び散るのを防ぐ．男児の場合は，ペニスを尿器に入れ漏れないように看護者が尿器を保持する.
⑧〈排便の場合〉子どもの両足を軽く開き，ベッドを少し上げて上半身を軽く起こし掛け物をかける.

→学童期の高学年の子どもには，ひとりで排泄をするかどうか希望を聞き，状況によってはひとりで行う環境をつくる．その際には，子どもに説明し手元にナースコールを準備する．

⑨排泄終了後は，陰部をトイレットペーパーで拭く．女児の場合は，尿道口から肛門方向（前から後ろ方向）にやさしく拭く．排便後は，肛門をトイレットペーパーで拭く．

⑩排泄の処理後，尿器または便器を外し，カバーをかける．

⑪処置用シーツを取り除き，ディスポーザブル手袋とエプロンを外し手指消毒後，子どもの衣服を整え，環境を整える．

3 睡眠

1) 睡眠援助に必要な知識

(1)小児の睡眠の特徴

　ヒトの生体時計の周期は，地球の自転周期24時間よりも長い．そこでヒトは毎日無意識に生体時計の周期を地球の周期24時間に合わせる作業，すなわち同調作業を行っている[1]．睡眠の量的・質的変化，睡眠・覚醒リズムの変化によって，年齢ごとの睡眠が特徴づけられる（「小児看護学I」第4章参照）．

　眠りには急速眼球運動（rapid eye movement；REM）を伴うレム睡眠と，REMを伴わないノンレム睡眠の2種類がある．レム睡眠では体は眠っているが脳は活動し夢を見ていると考えられており，ノンレム睡眠には浅い眠りと深い眠りがある．一晩の間に，ノンレム睡眠とレム睡眠がサイクルを成し交互に出現する．眠りはじめには深いノンレム睡眠が多くを占め，明け方にはレム睡眠と浅いノンレム睡眠が中心となる．小児は成人よりも長く眠り，深いノンレム睡眠とレム睡眠が多く発現する[2]．

(2)小児の睡眠の重要性

　睡眠の役割は，脳の働きを保つ，成長ホルモンの分泌を促す，自律神経機能を整える，回復を促進するなどである[3]．とくに成長ホルモンは，深いノンレム睡眠時に分泌されることから，睡眠を十分にとることが心身の成長にも不可欠である．

2) 睡眠への援助

(1)睡眠環境づくり[4,5]

①室温・湿度を調整する．

②乳幼児の場合，昼食後の1〜2時間は午睡時間とする．午睡の際は，寝つきをよくするためカーテンなどを閉め，照明を調整して病室を薄暗くする．

③眠る前には，排泄（おむつ交換），歯磨きをすませる．

④衣服を整える，あるいはパジャマに着替える．

⑤子どもの睡眠時の習慣について，家族から情報を得たうえで取り組む．

・子守歌など，子どもが好きな歌を歌う

・絵本の読み聞かせ

・子どもが好きなもの（タオル，ぬいぐるみなど）を持って寝かせる

・抱っこやスイングベッドなどで静かに揺らす

・身体の一部（胸部，腹部，下肢など）を一定のリズムでトントンと軽く片手で叩き，振動を与える

(2)注意点

1歳になるまでは，寝かせるときはあおむけに寝かせる[6]．

乳幼児突然死症候群（TOPIC 参照）は，うつぶせ，あおむけのどちらでも発症するが，寝かせる時にうつぶせに寝かせたほうが SIDS の発生率が高いということが研究者の調査からわかっている．医学上の理由でうつぶせ寝を勧められている場合以外は，子どもの顔が見えるあおむけで寝かせる．この取り組みは，睡眠中の窒息事故を防ぐうえでも有効である．うつぶせ寝のほうが入眠しやすい子どももいるが，うつぶせ寝にして子どもを放置することは避ける．うつぶせにする際には，子どものそばを離れないようにし，離れる場合には，あおむけにするか，保護者，他の看護師等が見守るようにする．

〈文献〉

1) 神山　潤（2006）：小児科領域の睡眠の問題．「睡眠医学を学ぶために　専門医の伝える実践睡眠医学」．立花尚子編，永井書店，pp293-304．

2) 加藤久美，毛利育子・他（2013）：小児の睡眠関連病態—小児科の立場から—リハビリテーション．小児耳鼻咽喉科，34(1)：5-10．

3) 豊田ゆかり（2016）：睡眠．「看護実践のための根拠がわかる　小児看護技術」．添田啓子，鈴木千衣・他編，第2版，メヂカルフレンド社，pp134-140．

4) 押切美佳（2012）：Chapter4 日常生活援助技術　睡眠．「カラー写真で学ぶ　子どもの看護技術」．伊藤龍子編，医歯薬出版，pp126-127．

5) 石浦光世（2021）：睡眠と休息に適した環境づくり．「ナーシング・グラフィカ小児看護学②小児看護技術」．中野綾美編，第4版，メディカ出版，pp40-51．

6) 池田友美（2018）：第3章子どもの疾病と保育．「MINERVA はじめて学ぶ子どもの福祉⑧子どもの保健」．鎌田佳奈美編，ミネルヴァ書房，pp76-123．

TOPIC　乳幼児突然死症候群（SIDS）とは

乳幼児突然死症候群（sudden infant death syndrome；SIDS）は，「それまでの健康状態および既往歴からその死亡が予測できず，しかも死亡状況調査および解剖検査によってもその原因が同定されない，原則として1歳未満の児に突然の死をもたらした症候群」と定義されている．主として睡眠中に発症し，日本での発症頻度はおおよそ出生6,000〜7,000人に1人と推定され，生後2カ月から6カ月に多く，まれには1歳以上で発症することがある．SIDS は，何の予兆や既往歴もないまま乳幼児が死に至る原因のわからない病気で，窒息などの事故とは異なる．厚生労働省によると令和元年度（2019）には78名の赤ちゃんが SIDS で亡くなっており，乳児期の死亡原因としては第4位となっている．

4 清潔

1）清潔援助に必要な知識

(1)小児の皮膚の特徴

　子どもの皮膚は，表皮全体が薄く，体重に比較して体表面積が大きい．そのため，汗や皮脂，垢，食べ物や排泄物により皮膚や粘膜が汚れやすく，空気中のほこりや粉塵などの汚れが付着しやすい[1]．

(2)歯の発達

　乳歯は生後6〜7カ月頃に萌出しはじめる．それまでの間は口腔内に歯がない期間であり無歯期と呼ぶ．最初に生えるのは下顎の乳中切歯の場合が多く，生後6〜7カ月で萌出する．3歳頃には上下顎10本ずつ20本の乳歯が生え揃い，半円形の乳歯列弓となる．乳歯は齲歯の進行が早く，歯が欠けることがあるので注意が必要である．6〜7歳頃になると乳歯が抜けはじめ，最初の永久歯が生えてくる．13歳頃までに上下14本ずつ計28本が生え揃い，永久歯の歯列が完成する．乳歯，永久歯ともに歯の萌出しはじめる時期，本数は個人差がある[2]．

(3)子どもの発達と清潔

　子どもの成長・発達に合わせた清潔援助が必要となる．清潔のセルフケアを確立できるよう，子どもの清潔に関するニーズをアセスメントし，適切な援助方法を選択する必要がある（「小児看護学Ⅰ」第4章参照）．

(4)清潔の目的

- ・清潔を保持し感染を予防する
- ・血管循環を刺激することで，新陳代謝を促進させる
- ・全身状態を観察する
- ・子どもの不快感を軽減しリラックスさせる
- ・清潔の習慣を養う

2）沐浴および入浴[3〜5]

(1)必要物品

- ・ベビーバス（38〜40℃）
- ・かけ湯（冷めることを考慮して45℃）
- ・顔を拭くための洗面器（38〜40℃）
- ・ガーゼハンカチ
- ・沐浴布（タオルでも可）
- ・石けん
- ・湯温計
- ・バスタオル
- ・着替え
- ・綿棒
- ・ディスポーザブル手袋

・ディスポーザブルエプロン

●準備

・沐浴，入浴が可能であるか子どもの状態を観察する．

　→バイタルサイン，活気，機嫌など

　→満腹時，空腹時の入浴を避けるため，哺乳後1時間以上経過しているか確認する．

・室温を24〜26℃に調整する．

・羞恥心に配慮し，カーテンなどで仕切る．

(2)方法

①エプロン，手袋を装着する．

②ベビーバスにお湯を7分目くらいまで準備する．かけ湯も準備する．

③着替え，おむつの上にバスタオルを広げておく（**写真④-1**）．

④衣服を脱がせて沐浴布で体を包む．

⑤湯の中に足から静かにつける．

　→定頸していない場合は，左手で首を支える．定頸している場合は，左手で子どもの左腋窩を支えて固定する．右手は殿部を支える．その際，転倒や溺水に注意する（**写真④-2**）．

⑥肩まで湯につけたら右手を離す．

⑦目，顔，耳を清潔な湯に浸したガーゼで拭く．

　→目は，外眼角（目尻）から内眼角（目頭）に向かって眼瞼を拭く．ひと拭きごとにガーゼをすすぐか，当てる面を変えて拭く．涙は目尻側にある涙腺から出て，目頭側にある涙嚢を経て鼻腔へと流れる．眼脂も涙により流されているので，涙が流れる向き（目尻から目頭）に拭くことで眼脂の排出を促す．左右いずれかに眼脂がある場合は，ないほうの眼瞼から拭く．

　→顔面は，額から顎までを3の字やS字を描くように拭き，耳介の溝や耳介の後ろも拭く．石けんを使用する場合は目に石けんが入らないよう注意し，しっかり拭き取る．

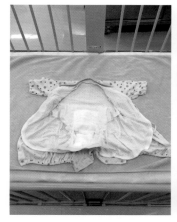 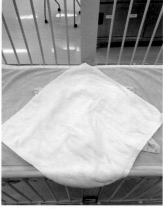

写真④-1　着替え・おむつとバスタオルの準備

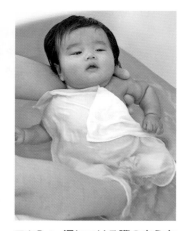

写真④-2　湯につける際の支え方

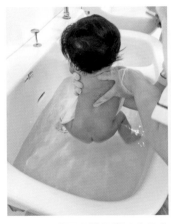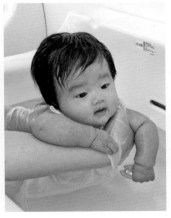

写真④-3　背面を洗う際の支え方

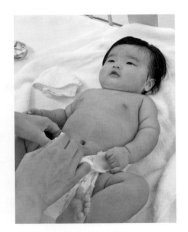

写真④-4　沐浴終了後

⑧頭部を十分濡らした後，手に石けんをつけて頭を洗う．耳の裏も忘れずに洗う．幼児や学童の洗髪は，自宅で実施している方法を確認し，できるだけ同じ方法で行う．また，目や耳にお湯が入らないように手やタオルで押さえる．あるいはシャンプーハットを用いる．

⑨頸部，腋窩，上肢，胸腹部，下肢，鼠径部を石けんで洗う．

⑩手を湯の中で開かせて洗う．

⑪背中を洗う際は，右手を子どもの左腋窩に入れ，母指を片側に挟みこむ形で，右前腕に子どもの胸部と右手が乗るようにし，背中を露出させる．水面に顔がつかないように，また顔を縁にぶつけないように注意する（**写真④-3**）．

⑫後頭部，背部，殿部を洗い仰臥位へ戻す．

⑬陰部を洗う．

　〈男児の場合〉陰茎の裏側など皮膚が重なる部分を丁寧に洗う．

　〈女児の場合〉外陰部から肛門に向かって洗う．

⑭終了後，浴槽の中で体を温め，最後に足元からかけ湯をする．

⑮湯から上げ，バスタオルでくるみ，押さえるようにして水分をよく拭き取る．

⑯手袋を外し，おむつ，着替えを行う（**写真④-4**）．

⑰鼻や耳を綿棒で清拭し，整髪する．

⑱使用した物品を片付ける．

●**ポイント**

・疲労を防ぐため，全体の所要時間は 10〜15 分程度とする．

・入浴の際は，事前に排尿・排便を誘導する．

・4〜5 歳では，身体を洗う，身体を拭くといったことが自分でできるので，自分で行えるよう促し，うまく洗えていない部分を手助けする．できたときには褒める．

・学童期は，状況に応じて必要な部分，とくに手の届かないところなどの援助を行う．会陰や肛門周囲の清潔の必要性を説明し，確認を行う．

3）清拭と陰部洗浄および殿部浴[6]

(1)必要物品

- ・ベースン2個（すすぎ・石けん用　50～55℃）
- ・さし湯（75℃以上）
- ・石けん
- ・バスタオル
- ・清拭用タオル
- ・陰部，殿部洗浄用のガーゼ
- ・着替え，おむつ
- ・ディスポーザブル手袋
- ・ディスポーザブルエプロン

〈陰部洗浄実施の場合〉

- ・陰部洗浄用ボトル（38～39℃）
- ・防水シーツ
- ・ビニール袋

〈殿部浴実施の場合〉

- ・殿部が入るくらいの大きいベースン（38～40℃）
- ・かけ湯（40℃前後）

●準備

- ・清拭が可能であるか子どもの状態を観察する．
  - →バイタルサイン，活気，機嫌などを確認する．
  - →満腹時，空腹時の入浴を避けるため，哺乳後1時間以上経過しているか確認する．
- ・室温を20～25℃に調整する．
- ・羞恥心に配慮し，カーテンなどで仕切る．

(2)方法

①エプロン，手袋を装着する．

②衣服を着たままで，顔を拭く（顔の拭き方はp17「沐浴および入浴」を参照）．

③上半身の服を脱がせ，バスタオルで覆う．

④石けんのついたタオルで頸部，胸部，腹部，上肢を清拭する．

⑤石けん分を残さないように，お湯で2回以上拭き取る．

　→石けんを用いない場合は，拭き取りは無し．

⑥拭き終わった部位は，バスタオルで余分な水分を拭き取る．

⑦上半身の着替えを行う．

⑧下半身も同様に行う．

〈陰部洗浄を行う場合〉

①子どもを仰臥位に寝かせる．

②子どもの背中～足にかけて防水シーツを敷く．

③下肢の衣類を脱がし，おむつのみ履いている状態にする．その際，上着は腰から上にまくり上げておく（**写真④-5**）．

④おむつのテープを外す，もしくは両側から切り，陰部を露出させる．おむつがあまり

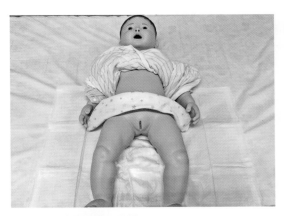

写真④-5　陰部洗浄の準備

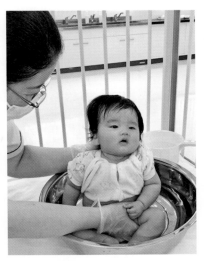

写真④-6　殿部浴

　　汚れていない場合はそのまま使用する．おむつに排泄物がある場合は，新しいおむつ
　　に交換する．
　⑤陰部の周囲にガーゼを当てる．お湯が腹部から漏れないようにする．
　⑥陰部洗浄用のボトルを用いて，陰部全体にお湯をかける．便などの汚れが付着してい
　　る場合は，お尻拭きなどであらかじめ取り除いておく．
　⑦石けんを泡立て，陰部洗浄用のガーゼで陰部と殿部を洗う．
　　〈男児の場合〉陰茎の先を最初に洗い，陰嚢は陰部の皮膚と接しているので上に持ち
　　　上げて洗う．
　　〈女児の場合〉陰唇を開いて外陰部から肛門に向かって，一方向で洗う．
　⑧陰部洗浄用のボトルを用いてお湯をかける．泡が完全になくなるように洗い流す．
　⑨ガーゼもしくはタオルで陰部の水分を拭き取る．
　⑩おむつと防水シーツを取り除く．手袋を外して，新しいおむつに交換する．
　⑪衣服を元に戻し，環境を整える．
〈殿部浴の場合〉
　①防水シーツを敷き，その上に湯の入ったベースンを置く．
　②下肢の衣類，おむつを脱がす．その際，上半身は裸でタオルを覆うか，上着を着たま
　　まで腰から上にまくり上げておく．
　③子どもを抱え，陰部・殿部をベースン内に入れる（**写真④-6**）．
　④ガーゼをお湯で濡らし石けんを泡立て，陰部から殿部の順に洗う．
　⑤陰部・殿部をお湯から少し上げ，泡が残らないようにかけ湯を行う．
　⑥ガーゼもしくはタオルで陰部の水分を拭き取る．
　⑦ベースンと防水シーツを取り除き，手袋を外し，新しいおむつに交換する．
　⑧衣服を元に戻し，環境を整える．
　●ポイント
　　・水分を拭き取る際は，こすると皮膚トラブルとなる可能性があるので，軽く押し拭

きするようにする.
- 子どもから目を離すことがないように，必要物品を取りやすい位置に配置しておく.
- 殿部を持ち上げる際は，腰部あるいは殿部の下に手を入れて持ち上げる．乳児は股関節を脱臼する恐れがあるので，足首のみで持ち上げない.

4）うがいと歯磨き

(1)必要物品
- コップ
- ストロー，または吸い飲み
- ガーグルベースン
- タオル
- 歯ブラシ
- ディスポーザブル手袋

●ポイント
- 子どもの発達に合わせた物品を準備する.

(2)方法
①手袋を装着する.
②コップ等を子どもが使用しやすい位置に準備する.
③立位または座位にする．座位がとれない場合は，ファウラー位にし，顔を横に向けた状態にする.
④子どもの肩から頚部にタオルをかける.
⑤コップ等から水を口に含ませ，うがいをさせる．ガーグルベースンに吐き出させる.
⑥ブラッシングする．必要に応じて援助を行う.
⑦コップ等から水を口に含ませ，うがいをさせる．ガーグルベースンに吐き出させる．これを数回繰り返す.

表 1-3　子どもの年齢に応じた歯磨きの留意点

年齢	介助	留意点
〜6カ月		歯が生えるまで食後に白湯か麦茶で行う.
6カ月〜1歳	全介助	歯ブラシを持たせると口に入れることに慣れる.
1〜3歳		歯磨きの真似をする. 歯磨き粉をつけないで歯を磨く. 2歳頃には口の中の水をペッと出すことができる. 3歳頃からぶくぶくうがいができる. 4歳頃からガラガラうがいができる.
4〜5歳	部分介助	子どもが自分で磨いた後で，仕上げ磨きを行う.
6〜8歳	確認	子どもが自分で磨き，磨き残しがないか確認する.

(押切美佳（2012）：Chapter4 日常生活援助技術　身体清潔．「カラー写真で学ぶ　子どもの看護技術」．伊藤龍子編著，医歯薬出版，p120.)

⑧顔を拭き，手袋を外す．体位を元に戻し，衣服を整える．

⑨歯ブラシとコップ等はきれいに洗い，乾燥させる．

●ポイント

・うがいをすると誤飲する危険性がある子どもの場合，口腔内吸引を用いてうがいを行う．

・歯磨きの自立を促すために，できたことを褒めていき，子どもが自分でやってみようという意欲を育む．

〈文献〉

1）田村佳士枝（2016）：清潔．「看護実践のための根拠がわかる　小児看護技術」．添田啓子，鈴木千衣・他編，第2版，メジカルフレンド社，pp94-106.

2）池田友美（2021）：歯列．「保育・幼児教育・子ども家庭福祉辞典」．中坪史典，山下文一・他編，ミネルヴァ書房，p231.

3）押切美佳（2012）：Chapter4 日常生活援助技術　身体清潔．「カラー写真で学ぶ　子どもの看護技術」．伊藤龍子編著，医歯薬出版，pp110-122.

4）松前知佳（2020）：小児の沐浴．こどもと家族のケア，15(1)：13-14.

5）丸山浩枝（2022）：清潔・衣生活の援助技術．「小児看護学Ⅰ小児看護学概論・小児看護技術子どもと家族を理解し力を引き出す」．二宮啓子，今野美紀編，改訂第4版，南江堂，pp442-454.

1 ヘルスアセスメント

1）観察

　小児は年齢が低いほど認知レベルが未熟で言語機能が未発達なため，苦痛や具合の悪さを自ら言語で訴えることができない．さらに，小児は解剖学的な機能の特徴により全身状態が急変しやすいことから観察力が重要となる．小児の観察においては，発達段階によって認知機能・運動機能・社会機能・情緒機能などが異なるため，これらを考慮して子どもの状態を把握する必要がある．

　ここでは，看護ケアを実施するにあたり子どもの全身状態と発達段階をアセスメントするための基本的な視点を述べる．

（1）子どもの特徴

●子どもの成長・発達

　子どもの成長・発達には，身長や体重をはじめ身体面が育つ機能的な成長と，認知機能・運動機能・社会機能・情緒機能の発達とがある．子どもは一人ひとり異なる特性をもち，成長・発達には個人差があり誰もが同じ成長・発達ではないため，その子なりの成長・発達の状況を評価してケアを行わなければならない．

●子どもの全身状態・発達段階の把握

　子どもの発達段階によっては，言語発達や生活経験の不足から自分の症状や苦痛を言語で的確に訴えられない．そのため，子どものしぐさや機嫌，表情，感情，皮膚の状態，バイタルサイン，家族からの情報を包括して査定することが重要となる．

　子どもは養育者からの養育を必要とし，年齢が低いほど健康管理は親に依存しているため，子どもについての情報収集だけではなく養育者の考えや養育状況を把握することも必要となる．

　子どものケアを実施する前に全身状態や発達段階を査定することも必要である．たとえば，嘔吐・下痢を主訴として受診した場合，いつから発症しどのような状態なのか査定しなければならない．その際，脱水の評価や薬剤の使用量を決めるための指標のひとつとして体重が必要な情報となる．そのような症状の子どもの体重測定を行うときには，正常な子どもであれば一般的な発達段階とともに，病状に合わせて立てるか，座ったほうがよいのかなど査定しなければならない．また，子どもがぐったりしているようであれば，服を着たまま体重を測定し服の値を差し引きするなどして，身体への負担がかからないように配慮する．

　一方で，定期健診などでの健康な子どもの身体計測の場合は，子どもの理解力に応じた説明を行い自ら協力するように実施する．もし，子どもが身体計測を拒否した場合は，子どもの話を聞いて困っていることがあれば明らかにし，子どもがやる気になるまで待つなど子どもの気持ちを引き出すかかわりが必要となる．

　これらのことから，ケアを実施するときには子どもの全身状態と発達段階をアセスメン

トし，子どもに応じた方法で安全・安楽にケアを提供しなければならない．

(2) 子どもの全身状態の判断

●病状の判断

子どもは身体機能が未熟で免疫機能も獲得途中であり感染症に罹患しやすい．さらには，予備力が少なく，認知機能が未熟で言語化によって自身の具合の悪さや苦痛を訴えられず重症化しやすい．そのため，子どもの病状は，生命に影響を及ぼす緊急的な状態なのか，比較的状況をみられる状態なのか判断しなければならない．

●症状の観察と判断

子どもの健康状態を判断する際には，咳，鼻汁，発熱，下痢，嘔吐，痛み，呼吸困難，発疹，脱水などの症状の有無とともに活気や機嫌を確認する必要がある．

激しく泣いて機嫌が悪い乳児で，授乳やおむつ交換，抱っこなどを行い生理的欲求が満たされても不機嫌が続く場合は，健康状態が悪いことが考えられる．また，弱々しい泣き声でうとうとしながらぐずる場合は，具合が悪く眠れないことを示していることが，激しく間欠的に啼泣する場合には腸重積が考えられる．

活気があり機嫌がよい乳児は，あやすと笑い，目がいきいきしていて，玩具に興味を示す．反対に具合が悪いときの子どもは，活気がみられず，玩具であやしても払いのけたり，泣きやまずに機嫌が悪かったりする．

子どもの健康状態を判断するうえで有用な情報は，家族からの「なんだかいつもと違う」「活気がない」という訴えである．とくに，身体の苦痛を言語表現できない子どもの家族からは，受診前の機嫌や食欲，睡眠，遊びへの意欲はどうだったかなどの情報を得ることが重要である．

2) 身体計測

乳幼児期の子どもは成長・発達が著しい時期である．子どもの身体計測の結果を評価することで，発育状態，栄養状態，疾患などの異常の早期発見につながる．また，身体計測の結果により，発育の経過観察や疾患の治療，看護の方針の指標となる．

(1) 体重

●必要物品

・乳児用体重計（**写真①-1**）

・体重計（幼児・学童期）

・バスタオル

●手順（乳児用体重計の場合）

①乳児用体重計（ベビースケール）を水平な所に置く．

②体重計にバスタオルを敷き，目盛りが「0」になるように設定し「0」であることを確認する．

③衣服を脱がせて裸にし，子どもを体重計の上に寝かせる．

　→脱衣時や測定中は，カーテンを閉めるなどしてプライバシーを保護する．

　→体重の数値は，指針が静止もしくはデジタルが停止した状態で目盛を読む．ベビースケールの場合には1g単位か5〜10g単位で読む．

④測定中は，子どもの転落を防ぐために目を離さず，手を子どもの体の上方にかざすよ

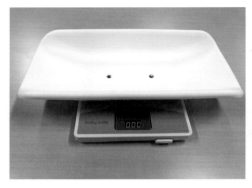

写真①-1　乳児用体重計

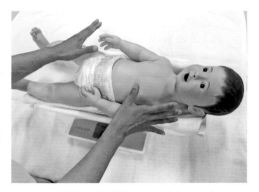

写真①-2　乳児用体重計による測定の見守り

うにして声をかけながら見守る（**写真①-2**）．

⑤静脈内持続点滴などのシーネ固定をしている場合は，あらかじめシーネの重さを量っ
ておき，体重の測定値から差し引く．

⑥乳児で動きが激しく体重計に乗せられない場合や，何らかの理由で自分から体重計に
乗れない場合は，看護者や家族などの測定者が子どもを抱いて成人用の体重計で両者
の体重を量り，測定者の体重を差し引く．

⑦測定値を記録し評価する．

　　→測定値は，標準身長・体重曲線（cross-sectional growth charts）やBMI パーセン
タイル曲線（BMI percentile charts）を用いて経時的に評価する．また，乳幼児の
発育を評価するカウプ指数や学童期の肥満を評価するローレル指数などを用いて評
価する．

(2) 身長

●必要物品

・身長計（子どもの年齢により乳幼児用身長計（**写真①-3**）または一般用身長計）

・バスタオル

●手順

〈乳幼児用身長計〉

①安定した場所に乳幼児用身長計を置く．計測時に冷たくないように身長計の上にバス
タオルを敷く．

②子どもの衣服を脱がせてなるべく裸にした状態で身長計に仰臥位で寝かせ，頭頂部が
固定板につくようにする．

③2人の看護者で計測する．1人は，子どもの頭頂点を固定板につけて固定し，耳眼面
（耳珠点と眼窩点がつくる面）を結んだ線が台板と垂直になるように頭部を保持する．
もう1人の看護者は，子どもの両膝を軽く押さえて下肢を伸展させて足底が移動板に
対して垂直になるようにする（**写真①-4**）．

　　→下肢を無理に伸展させると脱臼の危険性があるので注意する．

④測定値を記録する．

　　→測定値は，標準身長・体重曲線などから評価する．

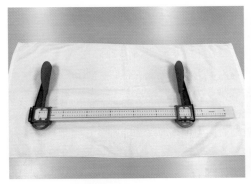
写真①-3　乳幼児用身長計

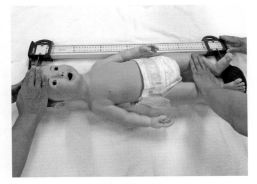
写真①-4　乳幼児用身長計を用いた計測

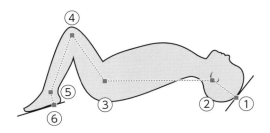

①頭頂
②乳様突起
③大転子
④膝関節外側中央点
⑤外果
⑥足底点（踵部）

図 1-1 **石原式身長測定法**
（全国心身障害児福祉財団（2006）：発達障害幼児の家庭養育．日本財団図書館．を参考に作成）
①～⑥までを順番にメジャーで測定し合算する．

〈一般用身長計（立位がとれる場合）〉
①靴と靴下などを脱いで素肌で身長計を用いて尺柱を背に直立姿勢をとる．
②つま先は 30～40°開き，後頭部，背部，殿部，踵部が尺柱に沿うようにする．
　→後頭部は必ずしも尺柱につかないこともあるので，無理やり強く押し付けない．
③頭部は，顎を引くようにして目は正面を見るようにし，耳眼が水平になるようにする．両上肢は手のひらを内側にして自然に垂らし，大腿側面につける．
　→看護者は子どもと同じ目線の位置にして話しかけると測りやすい姿勢がとれる．
④子どもの姿勢が整えられたら，横規を静かに降ろして測定する．目盛りは，0.1 cm 単位まで読み取る．
⑤測定値を記録する．
　→測定値は，標準身長・体重曲線などから評価する．
〈石原式身長測定法〉
・立位がとれず，四肢の変形や疾患のために姿勢の異常を有する場合は石原式身長測定法による計測を行う（図 1-1）．

(3) 頭囲
　●目的
　・頭蓋骨の発育状況を評価する．
　・疾患による影響や変化，異常の発見，経過観察を行う測定値として役立てる．

●必要物品

・メジャー

●手順

①座位がとれない乳児は仰臥位で実施する.

　→自力座位ができる子どもは椅子などに座って行ってもよい.

②看護者はメジャーを持ち,後頭部の一番突出しているところ(後頭結節)を確認して
　メジャーを当て,前頭結節(左右の眉の直上で突出している部位)で測定する(**写真
　①-5**).

(4)胸囲

●目的

・成長・発達や栄養状態の発育状況を評価する.

●必要物品

・メジャー

・バスタオル

●手順

①座位がとれない乳児は仰臥位で実施する.

　→自力座位ができる子どもは椅子などに座って行ってもよい.

　→カーテンを閉め,プライバシーを保護できる環境を整える.仰臥位時,バスタオル
　など使用して背中が冷たくないようにする.

②メジャーを乳頭直上と肩甲骨下端に当て,測定値は自然の呼吸をしているときの呼気
　と吸気の中間で読む(**写真①-6**).

　→測定時,メジャーは強く締めず皮膚から緩んでずり落ちないようにする.

　→子どもが泣いていると正確に測定できないため,話しかけたりしながら緊張をほぐ
　す.

③仰臥位での測定後は,身体を持ち上げながらメジャーをとる.仰臥位の状態でメ
　ジャーを引き抜くと子どもの皮膚を傷つけることがあるので注意する.

(5)腹囲

●目的

・疾患による影響や変化(肝肥大,腹水腫瘤,腹水貯留)など異常の発見,経過観察を

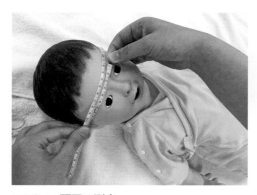

写真①-5　頭囲の測定

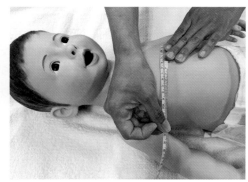

写真①-6　胸囲の測定

行う測定値として役立てる.

●**必要物品**
・メジャー
・バスタオル

●**手順**

①子どもは仰臥位で両膝を伸ばした状態とし測定する.

②腹部付近を持ち上げるようにしてメジャーを身体の下に入れ，臍直上を通過するようにメジャーを腹部周囲に巻く（**写真①-7**）.

③腹囲の最大周囲の計測を行う時は，身体を持ち上げて測定する位置にメジャーを当てる.

④測定値を読むときは，自然な呼吸の呼気終了時とする.

→子どもが泣いていると正確に測定できないため，話しかけたりしながら緊張をほぐす.

⑤仰臥位での測定後は，身体を持ち上げながらメジャーをとる.仰臥位の状態でメジャーを引き抜くと子どもの皮膚を傷つけることがあるので注意する.

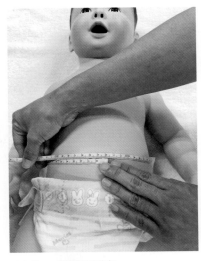

写真①-7　腹囲の測定

3）バイタルサイン

　バイタルサインとは，人として生きている状態を示す生命の徴候であり，一般的に「呼吸」「心拍・脈拍」「体温」「血圧」を指す.バイタルサイン測定によって得られた数値は，子どもの健康状態を判断するうえで重要である.とくに，子どもは言葉での表現が未熟で状況によっては自分の体調の変化をうまく表現できないため，重篤化しやすい.子どもの異常を早期発見するためにも重要な指標となる.

　子どものバイタルサインの値は年齢によって正常値が変わるため，基準値を把握しておくとともに，子どもの成長・発達に適した測定方法を選ぶことが重要である.また，バイタルサインは，子どもの機嫌や睡眠，活動や環境などの条件によって影響を受けることもあり，どのような順番で測定するか考える必要がある.

●**バイタルサイン測定時の注意点**

・子どものバイタルサインを測定する順番としては，身体に触れたり器具を用いたりせずに観察可能なものから，呼吸数→脈拍（心拍数）→体温→血圧とする.

・バイタルサインは，できるだけ安静な状態で測定したいが，子どもの場合は低年齢で認知レベルが未熟なほど同意が得られないため，測定のタイミングや説明，測定方法の工夫が必要である.

・子どもが泣いているとバイタルサインの数値に影響するため，あやすなどして機嫌をとり安静な状態で過ごした後に測定する.

(1)呼吸測定

　子どもは呼吸中枢が未発達であり，解剖学的に気道も狭い.また，乳幼児は肺胞数が少なく，成人と違って1回換気量が少ないことから呼吸困難に陥りやすい.

・子どもの呼吸は，年齢により数と型が異なる．

→乳児期：解剖学的に肺胞や胸郭が十分に拡大していないため，おもに腹式呼吸を行っている．

→幼児期以降：成長とともに肋間筋・胸筋などが発達し，胸腹式・胸式呼吸へ移行していく．

● **必要物品**

・聴診器（新生児用聴診器・幼児用聴診器）

・秒針付き時計またはストップウォッチ

・アルコール綿（必要時）

● **方法**

〈測定前〉

①手指消毒を行う．

②測定器具を準備する．

③事前に平常時の値を把握する（表1-4）．

〈測定〉

①子どもに直接触れずに，胸部・腹部の動きを観察する．肉眼で観察しにくい場合は，胸部・腹部に軽く手を当てて観察する（**写真①-8**）．

→幼児期や学童期の子どもは，呼吸測定を伝えると意識して呼吸をするようになり呼吸数が変化することがあるため，肺音の聴取にあわせて行い，気づかれないようにする．

②衣服を緩めて胸部を開く．

③聴診器を手掌で温める．

④聴診器で左右対称に聴診し肺野全体の音を聴取する（図1-2）．また，1カ所1呼吸以上で聴取し，呼吸の深さ，リズム，換気量の変化，胸郭の動きなども観察する．

→子どもは，呼吸が速く不規則になりやすく短時間では誤差が生じやすいため，呼吸数は1分間聴取することが望ましい．

→呼吸測定は，胸部の衣服を取り除いた状態で行うこともあり，掛け物を用いて体温低下に注意しつつ室温の調節も行う．

→呼吸に影響を及ぼすため，運動・食事・入浴・啼泣などを避けて測定する．

表1-4 呼吸数の年齢基準値	
年齢	呼吸数（回/分）
新生児	40〜50
乳児	30〜40
幼児	20〜30
学童	18〜20
思春期	16〜18

（森川昭廣，内山　聖・他（2009）：標準小児科学．第7版，医学書院，p50.）

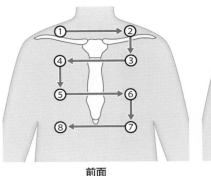

前面　　　　　　　　　　背面

図 1-2　呼吸音聴取部位

〈測定後〉

①衣服を整える．

②聴診が終了したことを子どもに伝え，よく頑張ったことを褒める．

(2)脈拍・心拍測定

　子どもは，心臓が小さく1回の心拍出量が少ないため年齢が低いほど心拍数が多い．

●必要物品

・聴診器（新生児用聴診器・幼児用聴診器）

・秒針付き時計またはストップウォッチ

・アルコール綿（必要時）

●方法

〈測定前〉

①手指消毒を行う

②測定器具を準備する．

③子どもに脈拍・心拍測定することを説明する．

④事前に平常時の値を把握する（表 1-5）．

〈測定：聴診器で心拍数を測定する方法〉

①プライバシーを守りリラックスした状態で聴診が受けられる環境を整える．

②聴診器が冷たいと子どもが驚き心拍に影響を及ぼすため，手掌で聴診器を温める．

③心拍数を1分間測定する．聴取部位は心尖部が最も聞こえやすい（図 1-3，**写真①-9**）．

　→心拍数のみでなく，リズム不整や心雑音の有無も聴取する．

　→聴診により啼泣した場合は，家族に抱っこなどの協力をしてもらい，正面からではなく背部から心拍数を測定する．

　→心拍数の測定は，胸部の衣服を取り除いた状態で行うため，掛け物を用いて体温低

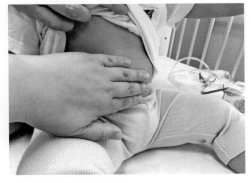

写真①-8　呼吸数の測定

表 1-5 脈拍数の年齢基準値	
年齢	脈拍数（回/分）
新生児	116〜138
乳児	123〜143
幼児	100〜119
学童	82〜101
思春期	65〜83

（金子一成責任編集（2014）：こどもの身体の基準—検査値と身体所見—．中外医学社，p30．）

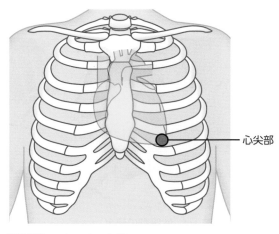

図 1-3 心音の聴取部位

心尖部

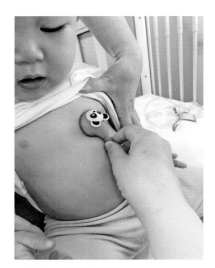

写真①-9 心音の聴取

下に注意しつつ室温の調節も行う．

〈測定：触診により測定する方法〉

①利き手の示指，中指，環指を静かに通常は橈骨動脈に当てて測定する．

　→心拍・脈拍に影響を及ぼすため，運動・食事・入浴・啼泣などを避けて測定する．

〈測定後〉

①衣服を整える．

②聴診が終了したことを子どもに伝え，よく頑張ったことを褒める．

(3) 体温測定

　子どもの体温は体温調節機構が未発達であり，新陳代謝が活発であることから，成人に比べて高い．また，子どもは皮下組織が薄く汗腺の発育が不十分であり環境の影響を受けやすい．日内変動があり午前より午後のほうが体温が高い．活動状況により変動する．

●必要物品

・体温計（口腔，耳，腋窩，直腸用）

　→測定する部位によって使用する体温計の種類を選ぶ（**写真①-10**）．

・アルコール綿（必要時）

・体温計カバー（直腸検温用）

・潤滑剤（直腸検温用）

・お尻拭き

・ディスポーザブル手袋

・タオル（必要時）

●**方法**

〈測定前〉

①手指消毒を行う．

②測定器具を準備する．電子体温計の場合は，電池が切れていないことを確認する．

③子どもに体温測定することを説明する．

④事前に平常時の値を把握する（表 1-6，表 1-7）．

⑤子どもの腋窩に発汗がみられた場合，乾いたタオルなどで汗を拭き取る．

〈測定：腋窩検温の場合〉

①体温計の先端を，腋窩中央よりやや前方の最深部に密着するように当てる．

　→乳幼児の場合，体温測定を嫌がれば保護者に抱っこの協力を依頼するか，看護者が患児を膝に乗せ，片手で体温計を保持しもう片方の手で測定側の手を抑制しながら行う（**写真①-11**）．

　→測定時間中，子どもが退屈し嫌がる場合は，おもちゃなどであやし気を紛らせながら測定する．

　→学童で座位のとれる子どもには測定側の肘関節を軽く曲げ，反対側の手で肘を押さえるようにしてもらう．

　→麻痺側は血液循環が悪く温度が低いため必ず健側で測定する．

②電子体温計の終了アラームが鳴ったら取り出し，測定値を読み取る．

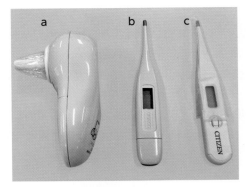

写真①-10　測定部位別の体温計

a：耳孔用電子体温計

b：腋窩用電子体温計

c：直腸用電子体温計

表 1-6　**体温の年齢基準値**	
年齢	体温（℃）
新生児	36.7〜37.5
乳児	36.8〜37.3
幼児	36.5〜37.3
学童	36.5〜37.5
思春期	36.3〜37.0

（金子一成責任編集（2014）：こどもの身体の基準—検査値と身体所見—．中外医学社，p30.）

表 1-7	測定部位ごとの子どもの体温
腋窩	乳幼児は体温が高く 37.5℃までは正常と考えてよい.
舌下	腋窩温より 0.2～0.5℃高い
直腸	腋窩温より 0.5～1℃高い

(森川昭廣, 内山　聖・他 (2009)：標準小児科学. 第 7 版, 医学書院, p50. を参考に作成)

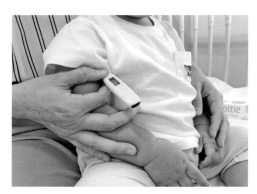

写真①-11　膝上での体温測定

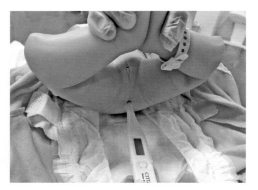

写真①-12　直腸検温

〈測定後〉

①衣服や体位を整える.

②体温測定が終了したことを子どもに伝え，よく頑張ったことを褒める.

〈測定：直腸検温の場合〉

＊下痢，腸炎，肛門の手術後，肛門や直腸の疾患がみられる場合は測定しない.

＊排泄の有無を確認し，排便がみられたら拭き取り肛門周囲の皮膚などに異常がないか確認しておく.

①体温計を体温計カバーに入れる．看護者は，ディスポーザブル手袋を装着する.

②子どもを仰臥位にしておむつを外し，片手で下肢を固定し，潤滑剤をつけておいた体温計を肛門に挿入する（**写真①-12**）.

　→新生児では 1～1.5 cm，乳幼児では 2～3 cm 肛門に挿入する．挿入中は同一体位を保ち手を離さない.

　→体温計の挿入が深すぎると，肛門粘膜を損傷したり高値を示したりするため，注意が必要である.

③電子体温計の終了アラームが鳴ったら取り出し，測定値を読み取る.

　→測定途中に排便がみられた場合は，測定を中断し便を拭き取った後に測定をし直す.

〈測定後〉

①体温計カバーを外し，ディスポーザブル手袋を外すと同時にその体温計カバーを手袋内に入れて廃棄する.

②衣服や体位を整える.

③体温測定が終了したことを子どもに伝え，よく頑張ったことを褒める.

(4)血圧測定

　子どもは，心臓の拍動力が小さく血管の柔軟性もあるため，新生児の血圧が一番低く，その後年齢が上がるほど上昇する．

- **●必要物品**
- ・血圧計（子どものサイズに適したもの）
- ・聴診器
- ・アルコール綿（必要時）
- **●方法**

〈測定前〉

①手指消毒を行う．

②測定器具を準備する．

　→マンシェットは，子どもの腕や大腿，下腿の幅に合わせる．上腕の場合，約2/3を覆うものを準備する（**写真①-13**，表 1-8）．

③子どもに血圧測定することを説明する．

④事前に平常時の値を把握する（表 1-9）．

〈測定〉　※上腕で測定する場合

①測定部位にマンシェットを巻く．

　→仰臥位または座位をとり測定側の上腕と心臓は同じ高さにする．

　→マンシェットは，ゴム嚢の中央部を上腕動脈の真上に当て，下縁が肘窩の 2～3cm 上になるように巻く．また，指が 1～2 本入る程度に巻く．

　→マンシェット幅が狭いと血圧は高値，マンシェットが広いと低値を示しやすいため，子どもの身体に合った測定用具を選ぶ．

　→血圧に影響を及ぼすため，運動・食事・入浴・啼泣などを避けて測定する．

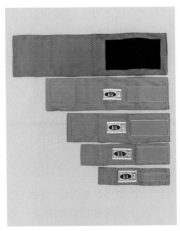

写真①-13　さまざまな長さのマンシェット

表 1-8　年齢別マンシェットの幅と長さ

年齢	幅（cm）	長さ（cm）
3カ月未満	3	15
3カ月～3歳未満	5	20
3～6歳未満	7	20
6～9歳未満	9	25
9歳以上	12	30

（中野綾美（2019）：ナーシンググラフィカ小児看護学②，小児看護技術．第4版，メディカ出版，p216．を参考に作成）

表 1-9　血圧の基準値

年齢	血圧（mmHg）	
	収縮期	拡張期
新生児	60～80	30～50
乳児	80～90	50～60
幼児	90～100	60～65
学童	100～110	60～70
思春期	105～115	60～75

（金子一成責任編集（2014）：こどもの身体の基準—検査値と身体所見—．中外医学社，p33．）

〈測定：触診法〉

①看護者は，示指・中指・薬指で，子どもの測定側の動脈に触れながら，反対の手で送気球を加圧する．

②脈拍が触れなくなってから，さらに20mmHg程度加圧する．

③2〜4mmHg/秒の速度で下げる．脈が触れたところが最高血圧である．

〈測定：聴診法〉

①動脈が触知された部位に聴診器を当てる．聴診器の膜面をマンシェットの下縁より2cm打側に密着させる（**写真①-14**）．

②送気球で圧をかけ，最高血圧値より20mmHg程度加圧する．

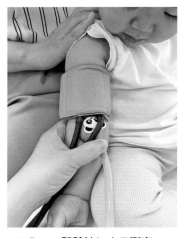

写真①-14　聴診法による測定

③2〜4mmHg/秒の速度で下げる．最初に聞こえた血管音（コロトコフ音）が最高血圧となり，血管音が聴こえなくなったところが最低血圧である．

〈測定後〉

①測定終了後はすぐにマンシェットを外し，子どもの衣服を整える．

②血圧測定が終了したことを子どもに伝え，よく頑張ったことを褒める．

② 検体採取

1）採血

採血は，疾患，症状の把握，治療の評価のために行う．採血には，静脈採血，動脈採血，毛細管採血がある．ここでは，静脈採血について説明する．

●**必要物品**

・注射針または翼状針

・注射器

・検体容器または真空採血管

・検体ラベル

・駆血帯

・肘枕

・消毒綿

・絆創膏または止血ガーゼ

・ディスポーザブル手袋

・注射針廃棄容器

・トレイ

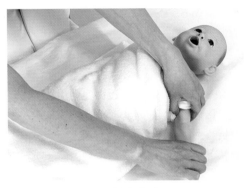

写真②-1 仰臥位での採血介助

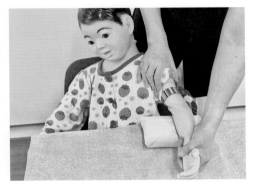

写真②-2 座位での採血介助

●方法

①子どもと家族に採血について説明を行う．採血の目的や方法は，子どもの発達段階に合わせ，子どもの理解度を確認しながらイラスト，実際の物品などを用いて説明を行う．説明方法やタイミングについて，事前に家族と相談できる場合は，家族の協力も得ながら説明を行う．排尿は事前に済ませておくことも説明する．

②指示と検体ラベル，採血量を確認し，看護師は手洗い後に注射針または翼状針，注射器，検体容器または真空管採血をトレイに準備しておく．

③採血場所（処置室，病室）の環境を整える．処置室で行う場合は，処置室に事前に必要物

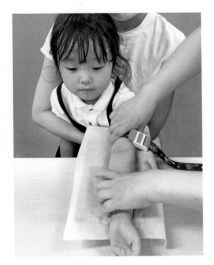

写真②-3 抱っこでの採血介助

品を準備してから，子どもと家族を誘導する．病室で行う場合は，必要物品を持参する．採血に際し，患児が好きなおもちゃなどを持っていてよいことを伝える．処置室では，患児の好きな音楽をかける，DVDを視聴できるようにするなどの工夫を行う．

④子どもや家族の要望を確認しつつ，子どものペースを見守りながら仰臥位や座位，抱っこなどの体位をとるよう援助する（**写真②-1，写真②-2，写真②-3**）．過去の採血時に体調不良などがあった場合は，臥位で行うほうがよいことなどもあわせて説明する．介助者は，介助する部位について子どもや家族に説明する．

⑤採血者は，手洗いまたは速乾性手指消毒後にディスポーザブル手袋を着用する．採血する血管の3〜4cm心臓側を駆血する[1]．末梢側がチアノーゼになったり蒼白になったりするときは，駆血が強すぎて静脈が怒張しないため駆血をやり直す必要がある[1]．また，駆血から針の刺入までの時間が長くなることで刺入が難しくなることもあるため，その場合も駆血をやり直す必要がある[1]．

⑥駆血後，採血者は静脈を触知する．静脈が触知できない場合は，いったん駆血を解除

して，採血部位を温める，末梢から中枢に向かってマッサージするなど行う．場合によっては，他の採血部位を選択する．介助者は，子どもに声かけをしながら採血部位の上下の関節を固定する．また，子どもの安全を確保できるように家族の協力を得る．

⑦採血者は，穿刺部を消毒して皮膚を伸展させ，15～30°の角度で穿刺する．穿刺するときは，子どもにこれから穿刺することを伝える．乳幼児の場合は，穿刺することだけではなく，気をそらすような声かけを行う．

⑧穿刺後に逆血を確認し，注射針または翼状針を固定する．注射器の内筒はゆっくり引く．

⑨必要量を採血したら，採血者は子どもに採血が終了したことを伝え，駆血帯を外し穿刺部に消毒綿を当てて，注射針または翼状針を抜く．その後，ただちに介助者は圧迫止血を3～5分行う．子どもに頑張ったことを伝え，できたことを褒める．止血後に穿刺部に絆創膏を貼る．

⑩採血者は，採取した血液を検体容器または真空採血管に入れ，検体を提出する．

2）採尿

採尿は，腎・泌尿器系疾患の評価，その他の疾患の診断や評価のために行う．採尿はその目的により，一般尿，無菌的採尿，24時間尿がある．目的に合わせて，子どもの年齢，排尿の自立状況，陰部の皮膚状態などから，必要物品や方法を選択する．ここでは，採尿バッグを用いた乳幼児の採尿の方法について述べる．

● 一般尿

尿沈渣などの一般検査，代謝性疾患のスクリーニングを目的とし，採取方法は，早朝尿と随時尿がある．早朝尿は，原則早朝で起床時に採取する．随時尿は，任意の時間で採取され，採尿条件は一定ではない．

● 無菌的採尿

無菌的に尿を採取し，細菌学的検査に用いられる．おもに尿路感染症の診断を目的とし，中間尿，カテーテル，採尿バッグを用いた採尿，経皮的膀胱穿刺法がある．経皮的膀胱穿刺法は，診断精度が高い反面，子どもへの侵襲が大きいため用いられることが少ない．

● 24時間尿

尿生化学（クレアチニン，蛋白など）の検査，尿量測定を目的とし，24時間尿を溜める．排尿が自立していない場合は膀胱カテーテルを留置することが多い[1]．

● 必要物品
・採尿バッグ
・検体ラベル
・ディスポーザブル手袋
・必要時，注射器
・おむつ
・固定補強用テープ

〈一般尿〉
・採尿カップ
・検体容器
・お尻拭きなど清拭用ガーゼ
〈無菌的採尿〉
・採尿バッグ
・滅菌採尿カップ
・滅菌検体容器
・消毒用綿球
・滅菌ガーゼ
・鑷子または滅菌手袋
・滅菌蒸留水
・ディスポーザブルエプロン

●**方法**

①最終排尿時間を確認した後，プライバシーが保てるように環境を整える．必要時，処置室等に移動する．

②必要物品を準備してから，実施者，介助者は手洗いまたは速乾性手指消毒後にディスポーザブル手袋を着用する．子どもにベッドに仰臥位になってもらう．排泄がある場合は，おむつ交換を実施する．排泄がない場合は，陰部周囲を清拭し，乾燥させる．

③介助者は，子どもに声かけをしながら子どもの下肢が開脚するように固定する．

④無菌的採尿では，実施者は，鑷子または滅菌手袋で消毒用綿球を用いて消毒を行う．男児は，包皮を後退させ亀頭部を露出させ，尿道口から亀頭部および包皮を消毒する．女児は，大陰唇を十分に開き尿道口から小陰唇，大陰唇を消毒する．消毒は，尿道口から陰唇，陰部の中心から左右の順に行う．消毒用綿球は，1方向ごとに新しいものを使用する．男女とも消毒後は，滅菌ガーゼで軽く拭き乾燥させる．

⑤採尿バッグは，袋の部分を少し膨らませてから（**写真②-4**）剥離紙を剥がして貼付する．採尿バッグの貼付時，採尿バッグ内が汚染しないように注意する．男児は，陰茎

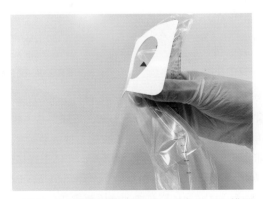

写真②-4　貼付前に袋部分を少し膨らませた排尿バッグ

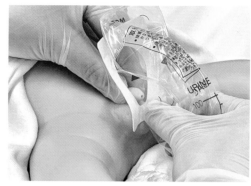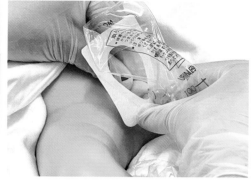

写真②-5　男児への採尿バッグ貼付

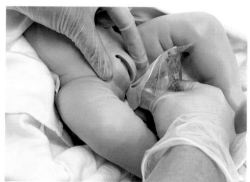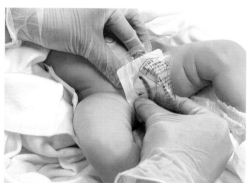

写真②-6　女児への採尿バッグ貼付

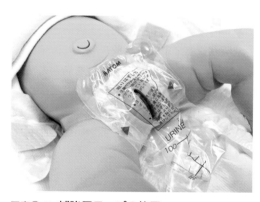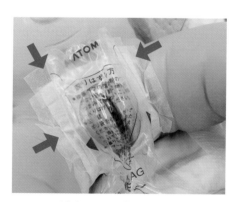

写真②-7　補強用テープの使用　　　　写真②-8　補強用テープ部分

の根元に排尿バッグの採尿口下縁を合わせ，下縁から上縁に向かって貼付する（**写真②-5**）．女児は大陰唇を開き，会陰部の皮膚を伸展させてから，排尿バッグの採尿口下縁を会陰部に貼付し，尿道口全体を覆うように上縁に向かって貼付する（**写真②-6**）．男女ともに，接着面にしわがないか，隙間がないかなどを確認し，接着部が剝がれて漏れないように必要に応じて補強用テープを使用し固定する（**写真②-7**，**写真②-8**）．貼付後の採尿バッグ下部を肛門側に軽く折りたたみ，おむつは採尿バッグを

圧迫しないように当てる.

⑥採尿バッグ貼付後は，体動で採尿バッグが剝がれる可能性があるため静かに過ごすこと，抱っこなどで採尿バッグを圧迫し尿が漏れる可能性があること，こまめに排尿の有無を確認すること，採尿バッグが剝がれている場合はすぐに知らせることなどを家族に説明する.

⑦採尿を確認できたら，採尿バッグを外す.採尿バッグ接着面の皮膚を伸展させながら，ゆっくり剝がす.採尿バッグ内の尿がこぼれないように注意する.採尿バッグを外したあとは，皮膚状態（発赤やかぶれなどの有無と程度）を確認する.

⑧採尿が終わったことを子どもと家族に知らせ，子どもに頑張ったことを伝えて褒める.

⑨採尿バッグのまま検体提出をする場合は，採尿バッグごと採尿カップに入れて提出する.無菌的採尿の場合は，採尿バッグの尿は注射器を用いて無菌的に滅菌検体容器に入れ，検体を提出する.

3) 咽頭・鼻腔培養

呼吸器感染症の起因菌の有無やその特定を目的とし，咽頭や鼻腔から分泌物を採取する.

●必要物品
・滅菌綿棒または滅菌キャップ付き綿棒
（※検査目的に合わせて選択する）
・検体容器
・検体ラベル
・舌圧子
・ディスポーザブル手袋
・必要時，ディスポーザブルエプロン，ゴーグル

●方法
①子どもと家族に咽頭・鼻腔培養について説明を行う.咽頭・鼻腔培養の目的や方法は，子どもの発達段階に合わせ，子どもの理解度を確認しながらイラスト，実際の物品などを用いて説明する.口腔や鼻腔内に綿棒を挿入するため体動があると危険であること，綿棒の挿入により違和感が生じること，子どもにとって大きな苦痛を伴う検査であり，家族の協力が必要であることを説明する.また，綿棒の挿入により嘔吐が誘発されやすいため検査直前の飲食は避けることも説明する.

②検体容器または滅菌キャップ付き綿棒に検体ラベルを貼り，必要物品を準備する.

③子どもや家族の要望を確認しながら，検体の採取のための体位がとれるよう援助する.採取時に恐怖感などから子どもが動く可能性を考え，家族の協力を得ながら1人または2人で介助を行う.1人で介助を行う場合は，介助者が座位になり子どもを後ろから抱っこし，片手で子どもの頭部，もう一方の手で子どもの体と両腕を固定する（**写真②-9**）.2人で介助を行う場合は，1人が子どもを後ろから抱っこして子どもの体と両腕を固定し，もう1人が子どもの頭部を固定する（**写真②-10**）.

④実施者は，手洗いまたは速乾性手指消毒後にディスポーザブル手袋を着用し，滅菌綿

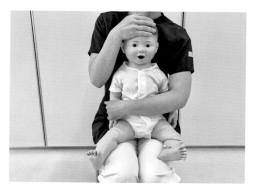

写真②-9 1人で介助する場合の固定

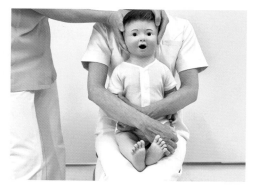

写真②-10 2人で介助する場合の固定

棒または滅菌キャップ付き綿棒を挿入し検体を採取する．咽頭に挿入する場合は，子どもに大きな声で「あー」と言いながら大きく口を開けてもらい，舌圧子を用いながら口蓋扁桃，咽頭後壁の粘膜をこする．鼻腔に挿入する場合は，鼻孔より口蓋に平行にまっすぐ鼻咽頭まで綿棒を挿入し，鼻腔粘膜をこする．鼻孔からやや上向きに入れると鼻粘膜を損傷する恐れがあるため[2]，注意が必要である．

⑤採取後，綿棒の先端が周囲に触れないように検体容器に入れる．

⑥検査が終わったことを子どもと家族に知らせ，子どもに頑張ったことを伝えて褒める．

⑦検体を提出する．

4) 骨髄穿刺

骨髄内の骨髄液を採取して，造血系疾患の診断や治療の評価，悪性腫瘍の骨髄転移の有無，骨髄内の細菌学的検査を行うことを目的とする．造血が活発で血色素合成が盛んな，赤芽球を多く含む部分を赤色骨髄といい[3]，骨髄穿刺は赤色骨髄のある骨髄で行われる．小児は成人と比べて赤色骨髄の分布が広く，骨がやわらかいため穿刺部位の選択肢は多いが，子どもの発達に合わせて穿刺部位の選択が行われる（図1-4）．

●ポイント

・骨髄穿刺を実施する医師以外に，直接介助の看護師1名と体位固定の看護師2名以上が望ましい．

・新生児や乳児は脛骨上部1/3，乳児以上では腹臥位で上後腸骨棘を穿刺するのが一般的で安全性が高い[4]．

・局所麻酔を行っても，骨髄液を吸引するときの痛みを軽減することはできない[2]ため，子どもの呼吸や顔色などの様子を観察しながら，安全に穿刺が行われるように看護師同士コミュニケーションを取り，確実に固定を行う．

●必要物品

・骨髄穿刺針（**写真②-11**）

・滅菌シーツ（穴あき，穴なし）

・滅菌手袋

・滅菌ガーゼ

骨髄穿刺部位と子どもの体位	固定方法
上前腸骨稜（乳幼児〜学童） 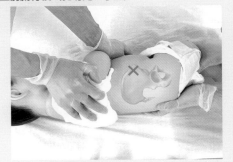	・右または左側臥位で穿刺部位を上にする ・膝を曲げて1名は頭側から肩と上半身を固定，1名は足側から殿部，大腿部を固定する ・下肢を固定する看護師は，穿刺部位を汚染しないよう注意する
上後腸骨稜（乳幼児〜学童） 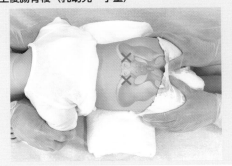	・腹臥位で，顔は子どもが向きやすい方向に横に向ける ・1名は頭側から肩と上半身を固定，1名は足側から殿部，大腿部を固定する ・腹部にタオルや枕などを入れる ・下肢を固定する看護師は，穿刺部位を汚染しないよう注意する
脛骨上部1/3（6カ月以下の乳児） 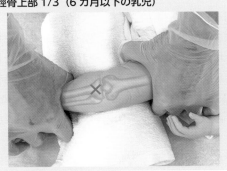	・仰臥位で，穿刺部位側の膝関節と足関節を固定する ・医師が穿刺部後面を保持する場合は，子どもの上半身を固定する ・膝関節に丸めたタオルなどを入れる
胸骨（学童〜） 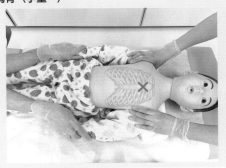	・仰臥位で1名は頭側から両肩を固定，1名は足側から両腕と腰部を固定する ・穿刺部位が伸展するよう必要であれば肩枕などを用いる ・6歳以上で可能だが，小児は骨がやわらかく危険なためほとんど実施されない

図1-4 骨髄穿刺部位と子どもの体位

- 滅菌トレイ
- 消毒用綿球または消毒用綿棒
  ※ポビドンヨード，ハイポエタノール含浸
- 滅菌鑷子
- 膿盆
- 注射針
- 注射器
- 圧迫用テープ
- 検体容器
- ディスポーザブルキャップ
- 局所麻酔薬

〈鎮静を行う場合〉
- 指示薬
- バッグバルブマスク
- 酸素飽和度モニター
- 酸素流量計
- 酸素マスク
- 吸引器，吸引用カテーテル
- 心電図モニター

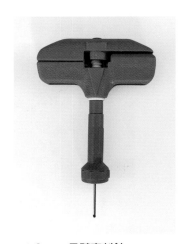

写真②-11　骨髄穿刺針

●方法

①子どもと家族に骨髄穿刺について説明を行う．骨髄穿刺の目的や方法は，子どもの発達段階に合わせ，子どもの理解度を確認しながらイラスト，実際の物品などを用いて説明を行う．はじめて骨髄穿刺を行う場合は，検査時の体位や看護師が固定を行うこと，痛みを伴う検査であることなどに加え，子どもに協力してほしい内容を具体的に伝える．繰り返し骨髄穿刺を受ける場合は，子どもなりの対処方法を確認しながら，説明を行う．いずれの場合も，説明するタイミングや説明内容については，家族と相談して決める．

②検査時鎮静を行う場合は，食事制限や水分制限が必要となる．具体的な制限内容，時間を説明し，子どもや家族が見えるところに制限内容，時間を示しておく．

③検査当日はシャワー浴ができないため，子どもの状態に合わせて前日または検査前までに済ませておく．

④検査前におむつ交換または排泄を済ませておく．

⑤処置室での動線などを確認し，直接介助を行う看護師は必要物品を準備する．検査中は穿刺部位を露出するため，処置室の室温の調整を行う．また，プライバシーが保てるように環境を整える．

⑥子どもと家族の要望を確認し，要望があれば処置室まで家族に同行してもらい，一緒に処置室に行く．

⑦穿刺部位を確認し，体位固定の看護師は子どもの体位を整える．鎮静を行う場合は，モニター類の装着や酸素の準備などを行う．体位固定の看護師のうち1名は，必ず子どもの呼吸や顔色が観察できる位置で固定を行う．直接介助の看護師は穿刺の準備

を進める．

⑧穿刺部位を露出し，消毒の介助を行う．医師が消毒する前に，消毒薬は冷たく感じることなど実施する内容などの状況をこまめに伝える．医師は無菌操作で穿刺の準備を進め，必要時直接介助の看護師は，無菌操作で介助を行う．

⑨医師は滅菌穴あきシーツを穿刺部位にかける．局所麻酔を行う際は，子どもに局所麻酔のための注射を行うことをわかりやすく説明する．局所麻酔後は，子どもの呼吸，顔色などの様子を十分に観察する．

⑩医師は骨髄穿刺針で穿刺を行い，骨髄液を吸引する．穿刺時や骨髄液の吸引時は，強い痛みや不安が生じるため，子どもが動いてしまう可能性が高い．体位固定の看護師はしっかり固定を行いながら，常に子どもに声をかける．

⑪医師は骨髄穿刺針を抜針したら，滅菌ガーゼで圧迫止血を行う．子どもに検査が終了したことを伝え，固定はいったん解除するが，止血確認後に再度消毒を行うことを伝える．止血確認後に消毒を終えたら，滅菌ガーゼで穿刺部位を圧迫固定する．

⑫検査後30分〜1時間はベッド上安静とし，止血の確認を行う．バイタルサイン，痛みの有無などを確認する．鎮静を行った場合は，覚醒状況をあわせて確認する．覚醒している場合は，ベッド上安静で過ごせるよう，家族の協力を得る．

⑬完全に覚醒後，子どもに頑張ったことを伝えて褒める．

5）腰椎穿刺

中枢神経系の感染症，炎症，代謝疾患，悪性腫瘍などの診断，治療の評価，治療薬の髄腔内注入を目的とし，脳脊髄液を採取する．穿刺部位は，第3〜4または第4〜5腰椎間である．頭蓋内圧亢進症状がある場合，呼吸，循環が不安定な場合，穿刺部位に感染がある場合や脊髄腫瘍・血管腫が疑われる場合は，施行を避ける[5]．

●必要物品
・腰椎穿刺針
・滅菌シーツ（穴あき，穴なし）
・滅菌手袋
・滅菌ガーゼ
・滅菌トレイ
・滅菌検体容器
・消毒用綿球または消毒用綿棒
　※ポビドンヨード，ハイポエタノール含浸
・滅菌鑷子
・膿盆
・圧迫用テープ
・ディスポーザブル手袋
・ディスポーザブルキャップ
・局所麻酔薬
〈髄液圧を測定する場合〉
・髄液圧測定用ガラス棒または延長チューブ

・三方活栓
〈髄腔内注入を行う場合〉
・延長チューブ
・指示薬
〈鎮静を行う場合〉
・指示薬
・バッグバルブマスク
・酸素飽和度モニター
・酸素流量計
・酸素マスク
・吸引器，吸引用カテーテル
・心電図モニター

● **方法**

①子どもと家族に腰椎穿刺について説明を行う．腰椎穿刺の目的や方法は，子どもの発達段階に合わせ，子どもの理解度を確認しながらイラスト，実際の物品などを用いて説明を行う．検査時の体位や看護師が固定を行うこと，痛みを伴う検査であることなどに加え，子どもに協力してほしい内容を具体的に伝える．説明するタイミングや説明内容については，家族と相談して決める．

②検査時鎮静を行う場合は，食事や水分制限が必要となる．具体的な制限内容，時間を説明し，子どもや家族が見えるところに制限内容，時間を示しておく．

③検査当日はシャワー浴ができないため，子どもの状態に合わせて前日または検査前までに済ませておく．

④検査前におむつ交換または排泄を済ませておく．

⑤処置室での動線などを確認し，直接介助を行う看護師は必要物品を準備する．検査中は穿刺部位を露出するため，処置室の室温の調整を行う．また，プライバシーが保てるように環境を整える．

⑥子どもと家族の要望を確認し，要望があれば処置室まで家族に同行してもらい，一緒に処置室に行く．

⑦体位固定の看護師は子どもを左側臥位にし，腰椎の棘突起間が広がるように頭部と両膝を近づけ，背中を丸めた体位になるように声をかけながら子どもの体位を整える．穿刺部位は，第3〜4または第4〜5腰椎間で両側の腸骨稜を結ぶヤコビー（Jacoby）線上に第4腰椎の棘突起があるため，背骨がベッド上に平行で背骨とヤコビー線が垂直になるように左側臥位で固定する（図1-5）．鎮静を行う場合は，モニター類の装着や酸素の準備などを行う．体位固定の看護師のうち1名は，必ず子どもの呼吸や顔色が観察できる位置で固定を行う．直接介助の看護師は穿刺の準備を進める．

⑧穿刺部位を露出し，消毒の介助を行う．医師が消毒する前に，消毒薬は冷たく感じることなど実施する内容などの状況をこまめに伝える．医師は無菌操作で穿刺の準備を進め，必要時直接介助の看護師は，無菌操作で介助を行う．

⑨医師は滅菌穴あきシーツを穿刺部位にかける．局所麻酔を行う際は，子どもに局所麻酔のための注射を行うことをわかりやすく説明する．局所麻酔後は，子どもの呼吸，

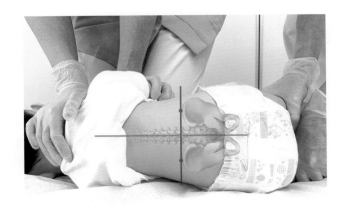

図 1-5 腰椎穿刺部位と子どもの体位

顔色などの様子を十分に観察する.

⑩医師は腰椎穿刺針で穿刺を行い，穿刺針より流出した髄液を滅菌検体容器で採取する．髄腔内へ穿刺するためには，確実な固定が必要である．穿刺時は体動が激しくなる可能性が高いため，体位固定の看護師はしっかり固定を行う．また，穿刺時に馬尾神経を刺激し下肢のしびれや痛みが生じることがある．動かないような声かけとともに下肢の痛みやしびれがないかなど，子どもの理解度に合わせて声かけ，観察を十分行う．髄液圧を測定する場合や髄腔内注入を行う場合は，実施内容をこまめに伝えながら，体位が保持できるように固定する．

⑪医師は腰椎穿刺針を抜針したら，滅菌ガーゼで圧迫を行う．子どもに検査が終了したことを伝え，固定はいったん解除するが，止血確認後に再度消毒を行うことを伝える．止血確認後に消毒を終えたら，滅菌ガーゼで穿刺部位を圧迫固定する．

⑫検査終了とともに子どもに頑張ったことを伝え，できたことを褒める．検査後は，頭部を挙上せず水平のまま帰室する．検査後1〜2時間はベッド上安静とし，頭部の挙上はせず水平のままで過ごすよう子どもと家族に説明する．止血状況とともに，バイタルサイン，痛みの有無，頭痛，嘔気・嘔吐などを確認する．鎮静を行った場合は，覚醒状況をあわせて確認する．

〈文献〉

1) 渡邉　朋，遠藤健司・他（2016）：検体採取．小児看護，39（8）：1057-1060．

2) 福地麻貴子（2017）：検体採取．「パーフェクト臨床実習ガイド　小児看護」，飯村直子他編，第2版，照林社，pp107-128．

3) 八坂龍広（2012）：鼻咽頭培養，迅速診断キット検査．「小児診療基本手技マニュアル」，市川光太郎編，第2版，中外医学社，pp26-28．

4) 橋本ゆかり，杉本陽子（2022）：骨髄穿刺・腰椎穿刺．「小児看護学Ⅰ　小児看護学概論・小児看護技術」．二宮啓子，今野美紀編，第4版，南江堂，pp357-367．

5) 井田孔明（2017）：小児の骨髄穿刺・生検．「小児臨床検査ガイド」，水口雅他編，第2版，文光堂，pp26-28．

3 与薬・輸液

1）与薬に必要な知識

(1)子どもと与薬

　子どもは成人に比べて成長・発達が著しく，また病気の理解が年齢に応じて異なるため，小児看護において与薬を行ううえでは，発達段階および認知発達の特徴を理解することが必要である．また，子どもは薬物の吸収・代謝・排泄において肝臓や腎臓の生理機能が未熟なため，投与量が異なると薬剤の作用を受けやすく生命の危険を及ぼすことがある．したがって，正確で安全な投与をするための知識・技術の修得が必要である．

(2)与薬の基礎知識

　安全な与薬を実施するために，薬剤の準備においては6つのR（Right）の確認が必要である（表1-10）．

　剤型別与薬には内服，注射，坐薬などがある．子どもへの与薬は，薬剤の準備において6Rを確認することと，成長・発達を考慮して一人ひとりに応じた工夫を行うことが必要である．

2）内服援助

　子どもは，味覚・嗅覚の発達により乳児期から内服を拒否することがある．内服を口にしたとたんに吐き出すことや，1回量を拒否して服用できないことがあるため，正確な用量が投与されないことにつながる．薬剤の特徴を理解し，子どもの不安や恐怖を取り除くかかわりが求められる．

(1)内服薬の特徴

　内服薬の種類には，液剤，散剤，錠剤，カプセルがあり，子どもが服用しやすい工夫が必要である．

　液剤は，液剤用容器の場合は，数種類の薬剤が混合してあるため容器の下方に薬剤が沈殿していることがある（**写真③-1**）．準備時には，薬剤を泡立てないように3〜4回逆さにして混ぜておく．1回分は容器の目盛りに目線を合わせて確認し（**写真③-2**），薬杯などへ静かに取り出す．

表1-10　与薬における6つのR（Right）

1	正しい患者：Right patient
2	正しい薬剤：Right drug
3	正しい用量：Right dose
4	正しい用法：Right route
5	正しい時間：Right time
6	正しい目的：Right purpose

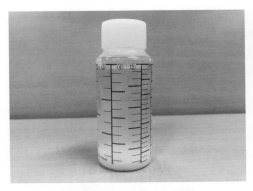

写真③-1 容器の下方に沈殿した薬剤

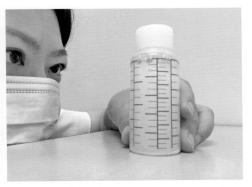

写真③-2 容器の目盛りに目線を合わせて確認を行う

　散剤は，ジュースなどに混ぜると，薬剤の種類によっては苦みを増すことがある．少量の水で溶くまたはごく少量の水で練って硬めのペーストにする（**写真③-3**）．服薬補助ゼリーに混ぜる場合は，あらかじめ粉をごく少量の水で練っておき，服薬補助ゼリーに包み込む工夫をする（**写真③-4**）．

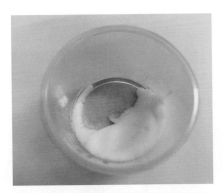

写真③-3 乳児向けに散剤を少量の水で練ったペースト

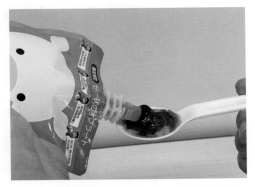

写真③-4 服薬補助ゼリーにペーストを包み込んでいるところ

(2)発達段階に合わせた内服の工夫
●乳児期の子どもへの内服

　哺乳中の乳児は，満腹の時は薬を飲まないことや嘔吐を誘発するため，哺乳直前など空腹時に行う．

　液剤や散剤を水で溶いたものは，哺乳瓶の乳首を使用し，乳首に薬剤を入れて吸啜反射を利用して飲ませる（**写真③-5**）．散剤をペーストに練ったものは頬内側あるいは上顎につけ，そのあとに白湯を飲ませる．

　乳児は，誤嚥しやすいため姿勢は抱っこまたは上体を起こして行う．

　スポイトを使用する場合は，頬粘膜に沿って少量ずつ嚥下を確認しながら注入する（**写真③-6**）．

　離乳食が開始している場合は，食品に混ぜるとその食品や離乳食を食べなくなることが

ある．ミルクも同様で，嫌がってミルクを飲まなくなるため，食品やミルクへの混合は避ける．また，水に溶く場合は，溶く水の量が多いと全部飲み切れないことがあるので少量に溶くように気をつける．

●**幼児期の子どもへの内服**

幼児期の子どもは，食具の使用ができるようになるため，溶いた薬をスプーンやストローを用いて服薬させることもできる（**写真③-7**）．

幼児期の子どもは，坐位の姿勢が保持できるようになるが，服薬の途中で嫌がることが考えられるため，安全のために抱っこまたは後ろから支えられるように体勢を整える必要がある（**写真③-8**）．

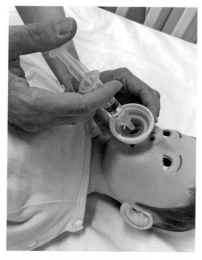

写真③-5　哺乳瓶の乳首を用いた乳児への与薬

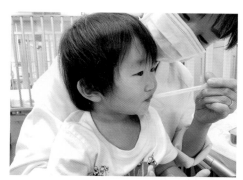

写真③-6　抱っこでスポイトを用いた乳児への与薬

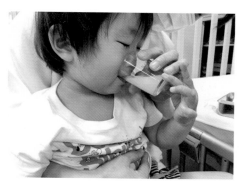

写真③-8　抱っこによる幼児への薬杯を用いた与薬

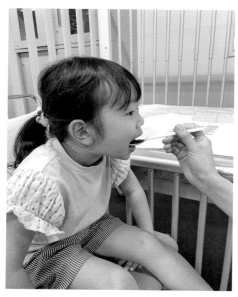

写真③-7　幼児へのスプーンを用いた与薬

●学童期の子どもへの内服

　学童期の子どもは，薬の必要性の理解ができるようになるが，拒否することや，服用までに時間がかかる場合がある．また，錠剤やカプセルの剤型での処方が多いが，錠剤やカプセルの剤型ではうまく服用できない子どももいるため，散剤への変更など飲みやすい剤型を子どもや家族と一緒に考える必要がある．

　入院から退院後も内服が継続できるよう，自己管理能力に応じた支援が必要であり，そのためには家族の意見も聞きながら日常生活に合わせた対応が必要である．自己管理においては，飲み忘れがないよう意識づけることや，薬の副作用の理解を促すことも重要である．

(3)内服とプレパレーション[1]

　内服では，子どもの理解と協力がないと与薬できない．とくに，病気や治療の必要性が理解できない1歳，2歳の子どもは，薬の味やにおいに敏感であるため，薬の存在がわかると警戒心が強くなり嫌がる．そのため，日常で使用しているコップを用いるなどの工夫や，人形を用いて興味を引きながら気持ちを切り替える援助が必要である．2歳以降になると，自分のタイミングで服用しようとする行動がみられるようになり，子どものペースで薬の受け入れができるまで待つことが必要である．また，薬が飲めたらシールを貼るなど，成果が可視化できる工夫も必要であり，シールを貼る喜びとシールが増えていくという達成感を得ることができる．しかし，幼児期前期は時間軸の認識がなく，次回の服用時間は理解できないため，1回の成功が次回も同様に成功にはつながらないこともある．家族とともに1回1回の成功を褒め，できたことを共有できる支援が必要である．

3）坐薬援助

　嘔吐や誤嚥の危険性があり経口投与が困難な場合は，坐薬を使用することがある．

　坐薬の種類としては，発熱時の解熱，痛みを伴う症状への鎮痛，けいれん症状の鎮痙，睡眠を誘導する催眠，排便を促すなどがある．

(1)子どもの坐薬投与の工夫

　坐薬を使用する際は，包装から直接手に持ったままだと体温で溶けることがある．子どもの坐薬の指示量は体重に合わせて，坐薬1個，1/2個，2/3個が指示される．坐薬の指示量が1個に満たない場合は，包装のまま指示量をはさみで切って準備する．1/2個の場合は，斜めに2等分，2/3個の場合は斜めに3等分し，カットした挿入側を使用する（**写真③-9**）．

　坐薬を肛門から挿入する場合は，潤滑油（オリーブオイル）を使用する．

●乳児期の子どもへの坐薬援助

　乳児期の子どもは，仰臥位の姿勢で両足首を持って下肢を挙上させ，潤滑油をつけた坐薬を挿入する（**写真③-10**）．刺激で坐薬が押し出されてくるため，ティッシュペーパーなどで肛門を押さえ坐薬が排出しないことを確認しおむつを整える．その後も，排便とともに坐薬が原形のまま排出していないか確認が必要である．

●幼児期・学童期の子どもへの坐薬援助

　幼児期・学童期の子どもは，成人と同様に左側臥位とし，腹圧がかからないように膝を曲げた姿勢をとる．潤滑油をつけた坐薬を挿入する際，タイミングを子どもに伝え，口で静かに深呼吸するように言葉をかけて挿入する．ティッシュペーパーなどで肛門を押さえて坐薬が排出されていなければ下着を整える．

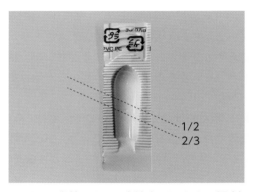

写真③-9 坐薬のカット方法（1/2, 2/3 の場合）

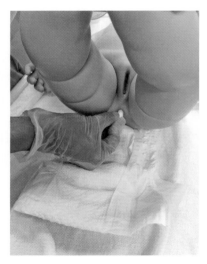

写真③-10 乳児への坐薬挿入（下肢を挙上）

4）注射援助

子どもにとって注射は，痛みを生じるため身体的・精神的苦痛を伴い不安や恐怖を感じる医療処置である．子どもが納得して注射を受けるために，認知発達に応じたプレパレーションを実施する必要がある．注射の準備にあわせて，子どもの心理的準備に向けた方法を選択し実施する必要がある．

●皮内注射

前腕内側など皮膚のやわらかい部分に薬液を注入する方法である．ツベルクリン反応検査やアレルゲン検査に用いられる．

仰臥位または座位で前腕を伸展し，肘関節，手関節を固定する（**写真③-11**）．刺入の角度は皮膚と平行とする．薬液注入した後の刺入部のマッサージは行わない．刺入部がわかるように油性マーカーで印をつけるとよい．

●皮下注射

肩峰と肘頭を結んだ線の下から 1/3 の点にあたる皮下に薬液を注入する方法である．予防接種に用いられる．

座位または抱っこの姿勢とし，肩関節，肘関節を固定し，さらに刺入部と反対側の腕は動かないように支える（**写真③-12**）．刺入部位の皮下脂肪を指でつまみ，刺入の角度は 10°〜30°で穿刺する．薬液注入した後の刺入部のマッサージは行わない．

●筋肉内注射

筋肉層が厚く，神経や血管が少ない上腕三頭筋に薬液を注入する方法である．ホルモン製剤，抗がん剤，ビタミン剤に用いられる．

座位または抱っこの姿勢とし，肩関節，肘関節を固定し，さらに刺入部と反対側の腕は動かないように支える．注射器は鉛筆を持つように保持し，刺入部位の皮膚を指で引っ張り伸展させ，刺入の角度は 90°の角度で刺入する．指先のしびれがないことと，逆血がないことを確認する．薬液注入後は，刺入部位に消毒綿を当て上から軽くマッサージする．

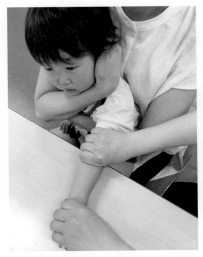

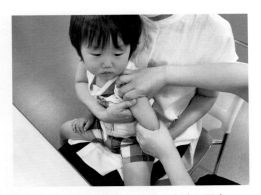

写真③-12　皮下注射を行う際の上腕の固定

写真③-11　皮内注射を行う際の前腕
　　　　　の固定

5）点滴静脈内注射の援助

　点滴静脈内注射は，発熱や下痢，嘔吐の症状に対する水分・電解質・栄養補給の目的で行われる．子どもにとっては，症状による身体的苦痛に加えて穿刺時の痛みが伴うため苦痛は大きい．また，乳幼児は選択される静脈が手背などの末梢が多く，静脈のわかりにくさから穿刺者への精神的負担が生じるため，家族と離して処置が行われることが多い．したがって，事前に家族へ説明し，同意を得ることが必要である．また，子どもは家族から離されることに不安を感じるため，発達段階に応じたプレパレーションやディストラクションの実施を行う．

　点滴静脈内注射は症状に応じて期間が長くなるため，活動制限が生じることから精神的苦痛を伴う．また，刺入部の安全や感染予防など子どもの発達段階に合わせたケアが必要である．

●必要物品（写真③-13）

・輸液セット（1 mL：60滴）定量筒付き／定量筒なし

・延長チューブ

・シーネ

・フィルムシール

・テープ

・留置針

・駆血帯

・肘枕

・消毒綿

・処置用シーツ

・手袋

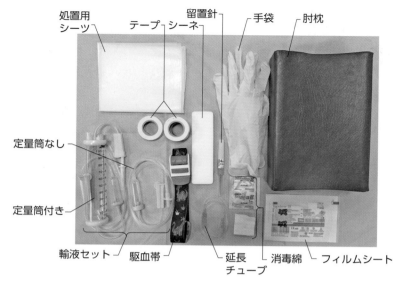

処置用シーツ　テープ　シーネ　留置針　手袋　肘枕

定量筒なし

定量筒付き

輸液セット　駆血帯　延長チューブ　消毒綿　フィルムシート

写真③-13　必要物品

●子どもと家族への説明と同意

　子どもは，処置室の環境や針などの物品により不安や恐怖を感じるため，子どもが興味を示す壁面装飾や玩具，動画などを準備する．事前に排尿を済ませるよう促す．子どもと家族への説明では，点滴の必要性とこれから行う内容をわかりやすく伝える．針などの実物は，恐怖を伴うため直前まで見せないが，子どもの希望があれば家族の了承を得て実物を見せることも心の準備へつながる．幼児期の子どもは，点滴の必要性の理解ができないと拒否を示すことがあるため，輸液が「身体症状を軽減する魔法のくすり」であるなどと，子どもを励ますかかわりが必要である．

●静脈内注射の実施：穿刺部位が手背の場合

子どもの姿勢は臥床とし，穿刺者と介助者の2名で実施する．

①駆血帯を巻き，手背の刺入部位を確認する．

②駆血帯を巻いた時点で泣いてしまう子どもがいるため，玩具や動画を用いて気を紛らわせるかかわりをする．静脈留置針を穿刺し，逆血が確認できると内筒針を抜き，外筒針を留置する．この時に内筒針は速やかに針専用容器へ廃棄する．

③ただちに輸液ルートを留置針へ接続する．

④駆血帯を外して自然滴下を確認する．

⑤刺入部が観察できるようにフィルムシールで固定する（**写真③-14**）．

⑥接続部が外れないようにテープをクロスにかけて固定する（**写真③-15**）．この時，自然滴下を常に観察し，滴下良好の角度で固定できるように必要に応じて綿花を挟んで角度をつけ（**写真③-16**）固定する．

⑦刺入部が抜けないように，ループをつくりテープで固定する（**写真③-17**）．

⑧手関節が動かないようにシーネを用いて固定する．シーネの幅は子どもの腕に適したものを選択する．シーネがポリ素材の場合は吸湿性のガーゼまたは包帯を巻いて使用する．シーネの固定は，手関節（**写真③-18**），指の付け根（**写真③-19**），腕（**写真**

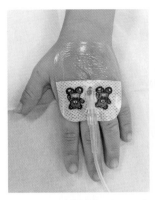

写真③-14　刺入部へのフィルムシールの貼付

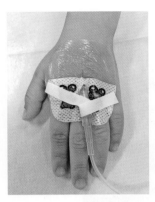

写真③-15　クロスにかけたテープによる接続部の固定

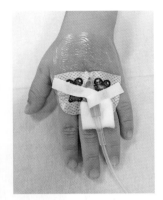

写真③-16　刺入部の角度をつけるために綿花を挟む様子

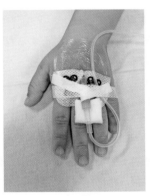

写真③-17　刺入部のループ

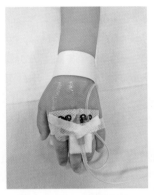

写真③-18　シーネ固定①（手関節）

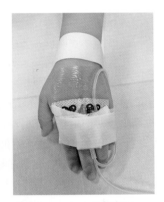

写真③-19　シーネ固定②（指の付け根）

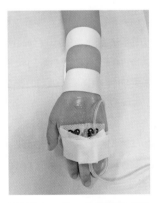

写真③-20　シーネ固定③（腕）

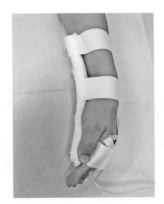

写真③-21　横から見た様子

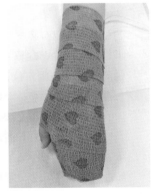

写真③-22　包帯による刺入部の保護

③-20）の順にしっかり固定する（**写真③-21**）．シーネがずれないことが重要であるが，きつく締めすぎないように気をつける．

⑨刺入部を保護するための市販のカバーや包帯などで保護する（**写真③-22**）．

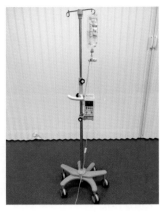

写真③-23　正しい輸液ポンプ
　　　　　の固定位置

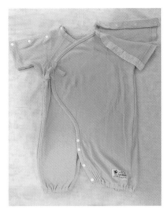

写真③-24　輸液に適した改良
　　　　　衣類の例

　乳児やテープかぶれをしやすい子どもの場合は，ガーゼを挟みテープ固定をするなど工夫が必要である．その際，ガーゼによって固定力が弱くならないよう気をつける．

　体重測定が必要になることがあるため，シーネの重さを測定し記載しておきシーネをつけたままの子どもの体重からシーネの重さを差し引くとよい．また，MRIの検査時には金属が使用されていないシーネに交換する必要がある．

●点滴の観察・管理

　固定が終わると子どもの頑張りを褒める．家族へも，子どもが頑張れたことを伝え褒める．

　家族へ子どもが輸液ルートを引っ張らないことや，刺入部を濡らさないように気をつけてほしいことを伝える．子どもは，症状が落ち着くと遊びに夢中になり輸液ルートがあるのを忘れてしまいルートが引っ張られることがあるため，家族にも説明する必要がある．

　輸液中は，子どもの状態の観察に加えて，輸液の刺入部，ルート，輸液ボトルまで問題がないか確認が必要である．また，子どもは輸液ポンプを使用することが多いため，輸液ポンプの作動を確認する．移動の際には輸液ポンプや輸液スタンドを押して移動するが，輸液ポンプの固定位置が高いとバランスを崩して転倒する危険性がある（**写真③-23**）．また，充電できていないとバッテリーが切れる可能性がある．移動については，家族へ具体的に説明することが必要である．

　日常生活では，入浴ができない場合は清拭を行う．看護師のケアだけでは子どもが拒否することがあるため，家族へ説明し協力を得るなどの対応をする．輸液中の更衣は改良衣類などを利用する（**写真③-24**）．

〈文献〉

1）清重真衣子，鎌倉　恵・他（2019）：がんばりを引き出す内服援助を受けた幼児前期の子どもの反応．日本小児看護学会誌，28：59-68．

C　事故・緊急時に必要なケア技術

1　小児期に起こりやすい事故への対処

1）誤飲

誤飲は，危険性を認識できずに異物を誤って消化管に経口摂取することにより生じる．誤飲は子どもの事故のなかでも頻度が高い．とくに手に触れたものを何でも口に入れる生後6カ月頃から4歳児までの乳幼児に多い．誤飲には，異物そのものが固体で体内に吸収されないが身体を傷つける恐れのある消化管異物と，化学製品や薬物など体内で溶解吸収されることによって弊害が生じる中毒がある．誤飲による消化管の損傷，中毒などは生命の危険を伴うこともある．「何を」「いつ」「どれくらい」摂取したかの情報を保護者から得ることが，重症度の評価や治療方針の決定につながる．

(1)消化管異物

●症状の観察と処置

食道内に異物が停滞している場合の症状として，嘔気，咳嗽，疼痛，嚥下困難，流涎の増加などがあげられる．気管を圧迫すると呼吸困難になる場合もある．その場合は潰瘍や穿孔の原因となるため早期に異物の摘出を行う．摘出は全身麻酔下で食道鏡により直視下で実施される．異物が鋭利なものでなく，咽頭異物にならない場合は，バルーンカテーテルを挿入し，異物を吊りあげる方法がとられることもある．

消化管異物の70～80％は胃に落下するとされ，胃に達した異物の大部分は48時間以内に肛門から排泄される．自然排便が期待される場合は，普通に生活させ，症状の有無と便中に排泄されたかどうかを確認する．

縫い針や釘など鋭利で長いものは穿孔を起こす恐れがある．摘出は全身麻酔下で内視鏡を用いて行われる．またボタン型電池は，食道粘膜や胃粘膜を損傷させるため，内視鏡下あるいはマグネットチューブを用いて摘出する．

(2)中毒

●症状の観察と処置

日本中毒情報センターの報告によれば，子どものたばこの誤飲は減少している一方で，医薬品や医薬部外品の誤飲が増加している[1]．成人量の薬剤や化学薬品を子どもが誤飲した場合，急性中毒を起こし生命の危険を伴う．

子どもが誤飲した物質によって対処は大きく異なる．「何を」「いつ」「どれくらい」摂取したかをできるかぎり正確に把握し，意識状態，呼吸・循環状態，消化器症状など全身の観察を行うことが重要である．

誤飲時は少量の水または牛乳を飲ませて催吐させることが原則である．ただし，脂溶性の防虫剤（ナフタリン，パラジクロロベンゼン）などは牛乳を飲ませると吸収が早まるので水で吐かせる．また，嘔吐させてはいけないものとしては，強酸，強アルカリ，揮発性のある灯油，ガソリン，ベンジンなどである（表1-11）．強酸，強アルカリは食道や気管の化学的熱傷を起こす危険性があり，揮発性物質は嘔吐時に気管に吸収されると重篤な肺

表 1-11 催吐の禁忌
・意識障害がある
・明らかな出血性素因がある
・酸・アルカリなどの腐食作用のある薬剤
・石油・ガソリンなどの揮発性物質

(坂本昌彦（2022）：異物誤飲を疑う症状.「小児疾患診療のための病態生理2」.『小児内科』『小児外科』編集委員会共編, 改訂第6版, 東京医学社, p982. を参考に作成)

表 1-12 胃洗浄の適応
①かつ②または①かつ③の場合
①致死的な量の薬物・毒物摂取があった場合
②摂取後早期（1時間以内が目安）の場合（ヒ素やコルヒチンの誤薬など）
③抗コリン薬, サリチル酸など消化管蠕動の抑制作用がある薬剤の中毒, 胃内長期残留が予想される場合

(林 卓郎（2019）：中毒.「内科医・小児科研修医のための小児救急治療ガイドライン」. 市川光太郎, 天本正乃編, 改訂第4版, 診断と治療社, p440. を参考に作成)

炎を引き起こす恐れがある.

　かつて行われていた催吐は, 誤嚥のリスクもあることから, 一般家庭で行うことは推奨されていない[2].

　嘔吐後, 胃洗浄や活性炭素などの吸着剤の投与で中毒物質を除去するが, 服薬後1時間以上を経過するとこれらの方法では効果が得にくいため, 早期の対応が必要である（表1-12）.

2）誤嚥

　誤嚥は, 危険性を認識できない, あるいは嚥下機能が不完全な場合に, 物質を誤って気道（喉頭・気管・気管支）に吸引することによって生じる. また, 呼吸筋が発達途上であるために効果的な咳嗽反射ができない場合も多い. 気道への異物混入の有無を判断するための観察のポイントを知っておく必要がある. また, 異物を取り除く技術を習得しておく必要がある. 異物が気道を閉鎖し, 意識や呼吸がない場合は, 心肺蘇生法が必要となる（p61「緊急時の対処」参照）.

(1)喉頭異物

●症状の観察と処置

　餅, 風船, ビニール袋, スーパーボールのような小さなゴムボールが, 喉頭部をふさぐ代表的なもので, 嘔気・嘔吐や激しい咳き込み, 吸気性呼吸困難を認める. 完全閉鎖の場合はチョーキングサイン（身振りによる窒息のサイン）, 声が出せない, チアノーゼといった症状が出現する. ただちに処置をしなければ窒息死に至る.

　子どもの意識がある場合は, 人工的に強い呼気を作り出し異物を排出させる. 排出させる方法として, ①背部叩打法, ②胸部突き上げ法, ③上腹部圧迫法（ハイムリック法）がある. 意識がある場合は, 乳児に対しては背部叩打法と胸部突き上げ法を行う. 背部叩打法と胸部突き上げ法は数回ずつ交互に行う.

①背部叩打法（写真①-1）

　子どもを実施者の前腕にうつぶせにして, 手を脇の下に入れて子どもの頭部を体幹より低くした状態にし, 実施者は手で子どもの顎と肩を支えて頭部を固定し, 両肩甲骨の間を手掌の付け根で強く迅速に叩く.

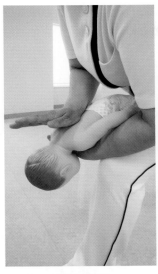

写真①-1　背部叩打法

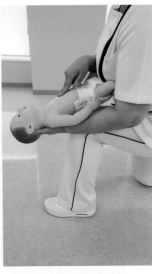

写真①-2　胸部突き上げ法

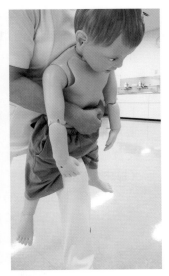

写真①-3　上腹部圧迫法
　　　　　（ハイムリック法）

②胸部突き上げ法（写真①-2）

　子どもを実施者の前腕に仰向けにして，実施者は手掌で子どもの頸部と後頭部をしっかり支える．頭部を体幹より低く保ったまま，子どもの胸骨下半分を2本の指を用いて1秒間に1回の速さで圧迫する．

③上腹部圧迫法（ハイムリック法）（写真①-3）

　実施者は，子どもの背後に立つか，片膝をつき，胴に両腕を巻き付ける．片手で握りこぶしをつくり，反対の手でこぶしをつかみ親指側を子どもの臍よりやや上方に向かって突き上げるように腹部をこぶしで押す．子どもの協力を得るために「おなかおすよ」など声をかける．乳児では，腹部臓器の損傷につながるため禁忌である．

(2)声門下異物・気管異物・気管支異物

●症状の観察と処置

●声門下異物

　激しい咳嗽と，異物が声門をふさぐことで生じる吸気性の呼吸困難，吸気性喘鳴，犬吠様咳嗽，嗄声・無声などのクループ症状を呈する．

●気管異物

　気管粘膜への刺激により激しい咳嗽が生じ，呼気性喘鳴，または吸呼気性喘鳴が認められる．全肺野に呼気性ラ音，または吸呼気性ラ音が聴かれる．呼吸時に胸郭の左右差は認められない．

●気管支異物

　急性期には激しい咳嗽が認められ，異物が小さい場合は喘鳴が，大きい場合は呼気性呼吸困難がみられる．また，呼吸時に胸郭の左右差が認められ，患側の肺野の呼吸音の減弱を認める．異物が気管支に固定されると，一時的に症状は軽快することが多いが，肺炎や無気肺につながる．ピーナッツの気管内への吸引では，アラキドン酸により肺炎を起こし，喘鳴，発熱を呈する[3]．

声門下より下の気道異物では，背部叩打法，胸部突き上げ法，上腹部圧迫法（ハイムリック法）を行うと異物が声門下に陥頓する危険性があるため，実施しない．治療は全身麻酔下で気管支鏡を用いた摘出術となる．

3）熱傷

「小児看護学Ⅰ」第3章④「子どもの不慮の事故」で述べたように，熱傷の重症度は，熱傷の深度と受傷面積，年齢や受傷部位，基礎疾患や気道熱傷の有無などの要素を合わせて評価される．とくに細胞外液の占める割合が多い乳幼児はショックを起こしやすい．

(1)応急処置

①受傷後は熱傷の進行を止め，痛みを和らげるためただちに水道水やシャワーなどのきれいな流水で患部を冷却・洗浄する．すでに水疱を形成している場合や，創部の損傷が著しい場合は，患部よりやや上部に流水をかけ，直接水圧がかかって創部を破壊しないように注意する．

②衣服の上からの熱傷は，衣服を取り除く際に損傷を広げ，悪化させるおそれがあるため，衣服を着用したまま流水で冷やし，冷却後に皮膚を剥がさないように注意しながらはさみで衣服を切り取る．

③直接流水で冷却できない部位（目や耳の周り）の熱傷の場合は，冷たいタオルや氷で冷やす．

④冷却は30分程度実施する．

⑤冷却後は，患部に直接触れないように注意し，清潔なガーゼや清潔な枕カバー，シーツ（毛羽立っていないもの，ラップやビニール袋でも可）をゆるく当て，医療機関を受診する．

⑥子どもにとって冷却による低体温はショック状態を悪化させることがあるので，保温に留意する．

＊口腔や咽頭の熱傷は，気道の腫れと炎症を引き起こしやすい．窒息の重大なリスクとなるので早急な対応が必要である．首の周りの着衣を緩め，気道を確保し呼吸を確認する．呼吸停止している場合はただちに心肺蘇生法（p61「緊急時の対処」参照）を行う．

(2)局所療法

深達性Ⅱ度以上で，かつ体表面積の20〜30％を超える広範囲の熱傷や気道の熱傷の場合は，感染から敗血症を起こす危険性が高い．そのため，創部の感染予防が非常に重要であり，処置は無菌操作で行う．処置時には創部の疼痛・出血の有無，皮膚の状態，滲出液の量・性状の変化を注意深く観察する．

体表面積10％以上の広範囲の熱傷の場合，血漿成分が血管外へ濾出しやすく，受傷後から48時間は容易にショックへ移行する．全身状態，とくに尿量の減少，頻脈，血圧低下の有無を観察する．

・Ⅰ度熱傷は，応急処置の冷却により発赤・疼痛の軽減を図ることができる．必要に応じて，ステロイド軟膏の塗布を行う．

・浅達性Ⅱ度熱傷は，水疱を破らずに内容物を吸引し，ステロイド薬などを含む軟膏・クリームや創傷被覆剤で創部を保護し，治癒（湿潤療法）を促す．創部を洗浄し，血

管新生作用のある塩基性繊維芽細胞増殖因子（bFGF）製剤と，創傷被覆材・軟膏を併用して創部の表皮化を促す治療法が選択されることもある.

・深達性Ⅱ度熱傷は，浅達性Ⅱ度熱傷と同様に湿潤療法が行われることもあるが，感染などの理由で深達性Ⅱ度熱傷となった場合は，皮膚の壊死組織が多く保存的療法が適さないため，外科的治療（植皮等）の適応となる.

・Ⅲ度熱傷は，手術適応となる. 広範囲Ⅲ度熱傷は，感染予防の目的でスルファジアジン銀クリームを塗布して管理し，壊死組織を切除（デブリードマン）したあと，植皮術が行われる.

Ⅱ度熱傷以上では，処置に伴う疼痛や苦痛が大きいため，適宜，鎮静薬の使用を検討する. 子どもの苦痛を最小限にするための配慮が必要である.

(3)輸液療法

重症熱傷では熱傷直後から血管の透過性の亢進により，血漿成分が血管外に濾出し，ショックに陥りやすい. そのため適切な輸液管理が求められる.

受傷後は創部の皮膚バリア機能の喪失，滲出液の濾出に伴う低蛋白血漿，低γグロブリン血漿，壊死組織などにより感染を起こしやすい. 抗菌薬が確実に投与されるよう注意が必要である.

(4)感染予防

前述したように，熱傷患児の看護では，創部の感染予防が最も重要となる. 排泄や食事，遊びの場面でも創部が汚染される可能性があるため，汚染されないように保護し，感染予防に十分配慮する. 感染傾向を早期に発見することも大切である. また，治療の過程で強い掻痒感が生じ，子ども自身が創部を傷つけることで感染につながることもある. 被覆方法を工夫するとともに，適宜，止痒薬の使用を検討する.

(5)子どもと家族の長期的な支援

受傷部位のケロイドや瘢痕形成が残った場合，子どもも家族も外観にショックを受けることが多い. 成長し，思春期を迎えたときに，その苦悩はさらに強まる可能性が高い. また，保護者も強い自責の念に襲われる. 長期的に子どもと家族を支えていくために，医師や他の医療スタッフ，学校関係者と連携した長期的な支援が必要である.

〈文献〉
1）日本中毒情報センター（2020）：2020年受診報告.
https://www.j-poison-ic.jp/jyushin/〔2021/10/20閲覧〕
2）林　卓郎（2019）：中毒.「内科医・小児科研修医のための小児救急治療ガイドライン」. 市川光太郎，天本正乃編，改訂第4版，診断と治療社，p440.
3）田中哲郎（2007）：新 子どもの事故防止マニュアル. 改訂第4版，診断と治療社，p313.

2 緊急時の対処

1）救急蘇生法とは

救急蘇生法とは，心肺・呼吸停止，もしくはそれに近い状態になった傷病者への心肺蘇生（cardiopulmonary resuscitation；CPR）などの救命処置と，熱中症への対応や止血な

ど救命以外の処置（ファーストエイド）のことをいう．救命処置は一次・二次救命処置に分けられ，一次救命処置は専門的な器具や薬品などを使わない気道確保・胸骨圧迫・人工呼吸，および救急システムへの迅速な通報から構成される．小児の一次救命処置をPBLS（pediatric basic life support）という．二次救命処置は，病院等の医療機関において医師や救急救命士が行う高度なCPRのことであり，基本のCPRとともに，気管挿管などの確実な気道確保と高濃度酸素投与，電気的除細動，静脈路確保と薬物投与を主体とした手技による高度な処置である．小児の二次救命処置をPALS（pediatric advanced life support）という．

乳幼児の心肺停止の原因として心原性は少なく，呼吸停止に引き続いて心肺停止となる呼吸原性心停止が成人よりも多い[1]．

2）一次救命処置の方法

(1) アルゴリズム

心停止者を発見した者が遅延なくCPRを開始するために，BLS（basic life support）アルゴリズムが定められている．医療用BLSアルゴリズム（図1-6）は，市民用BLSアルゴリズムと手順は共通しているが，加えて脈拍確認などの判断が示されている．

(2) 安全確認

倒れている子どもの周囲が安全か確認し，必要であれば子どもを移動させる．

(3) 反応の確認と応援要請

子どもの意識レベルを確認するために，乳児は足底，1歳以上では肩を強く叩いて，同時に名前を呼び反応を見る．反応のない場合は大声で周囲に知らせ，119番通報，AED調達を要請する．

(4) 呼吸・脈拍確認

胸と腹部の動きに注目して呼吸を確認する．医療従事者や救急隊員等は，気道確保を行ったうえで呼吸の観察を行う（市民救助者の場合は気道確保ができない状態での呼吸確認でもよい）．口腔内，上気道内に視認でき指で取り除けそうな異物や分泌物があれば，救助者の指で取り除く．取り除けない場合は無理に指を入れない．

CPRに熟練している者は，同時に脈拍の確認を行う（10秒以内）[2]．乳児の場合は上腕動脈（**写真②-1**），幼児の場合は頸動脈（**写真②-2**）か大腿動脈（**写真②-3**）で測定す

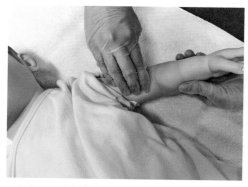

写真②-1　上腕動脈の触知

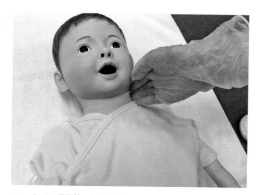

写真②-2　頸動脈の触知

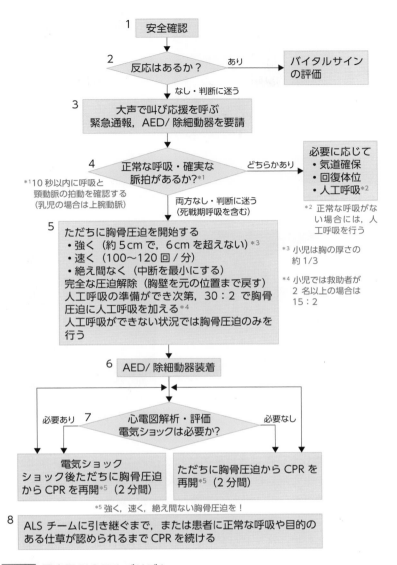

1 安全確認

2 反応はあるか？ ──あり──→ バイタルサイン の評価

なし・判断に迷う

3 大声で叫び応援を呼ぶ 緊急通報，AED/ 除細動器を要請

4 正常な呼吸・確実な 脈拍があるか？*1 ──どちらかあり──→ 必要に応じて
・気道確保
・回復体位
・人工呼吸*2

*1 10 秒以内に呼吸と 頸動脈の拍動を確認する （乳児の場合は上腕動脈）

両方なし・判断に迷う （死戦期呼吸を含む）

*2 正常な呼吸がな い場合には，人 工呼吸を行う

5 ただちに胸骨圧迫を開始する
・強く（約 5 cm で，6 cm を超えない）*3
・速く（100〜120 回 / 分）
・絶え間なく（中断を最小にする）
完全な圧迫解除（胸壁を元の位置まで戻す）
人工呼吸の準備ができ次第，30：2 で胸骨 圧迫に人工呼吸を加える*4
人工呼吸ができない状況では胸骨圧迫のみを 行う

*3 小児は胸の厚さの 約 1/3

*4 小児では救助者が 2 名以上の場合は 15：2

6 AED/ 除細動器装着

7 心電図解析・評価 電気ショックは必要か？

必要あり

必要なし

電気ショック ショック後ただちに胸骨圧迫 から CPR を再開*5（2 分間）

ただちに胸骨圧迫から CPR を 再開*5（2 分間）

*5 強く，速く，絶え間ない胸骨圧迫を！

8 ALS チームに引き継ぐまで，または患者に正常な呼吸や目的の ある仕草が認められるまで CPR を続ける

図 1-6 医療用 BLS アルゴリズム
（日本蘇生協議会監修（2021）：JRC 蘇生ガイドライン 2020．医学書院，p51．）

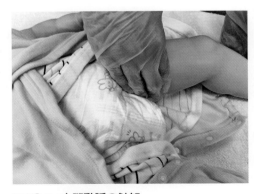

写真②-3 大腿動脈の触知

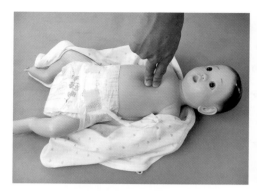

写真②-4　指２本による圧迫法

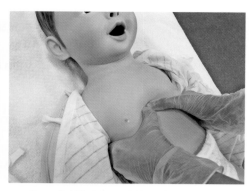

写真②-5　胸部包み込み母指圧迫法

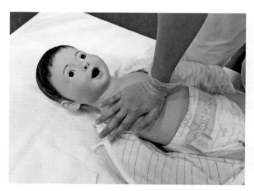

写真②-6　片手での胸骨圧迫

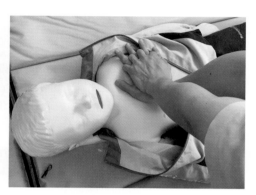

写真②-7　両手での胸骨圧迫

る[3]．CPR に熟練していない者は脈拍触知を行わなくてもよい．脈拍が60回/分以上で呼吸がないか不十分な場合は，気道確保，人工呼吸の実施へ移行し，２分ごとに脈拍を確認する．脈拍が触れないか60回/分未満の場合は，胸骨圧迫へ移行する[4]．

(5)胸骨圧迫

　小児を仰臥位にして，ベッドなど下がやわらかい場合は，蘇生板を背部に挿入する．頭部は蘇生板に乗せない．胸骨圧迫は，胸骨の下半分を胸郭前後径（胸の厚さ）の約1/3の深さで１分間あたり100～120回の速さで行う．毎回の胸骨圧迫の後で完全に胸壁が元の位置に戻るように圧迫を解除する．ただし，完全な圧迫解除のために胸骨圧迫が浅くならないよう注意する．

　胸骨圧迫時の救助者の手は，新生児・乳児の場合は指２本による圧迫法（**写真②-4**）か，胸部包み込み母指圧迫法（**写真②-5**）で行い，１歳以上の小児の場合は片手（**写真②-6**）か両手（**写真②-7**）とする．救助者の肘はまっすぐ伸ばし垂直に圧迫し，手を用いる場合は手全体を使わずに，手のひらを乗せて指が小児につかないように離す．

(6)人工呼吸

　小児の胸骨圧迫と人工呼吸は，救助者が１人の場合は成人同様に30：2の比で行うが，救助者が複数の場合は15：2の比で行う[2]．

　頭部後屈顎先挙上法（**写真②-8**），または，乳児や頸椎損傷が疑われる場合は下顎挙上法（**写真②-9**）で気道確保を行う．

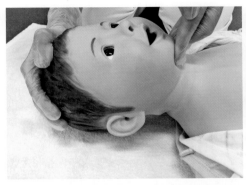
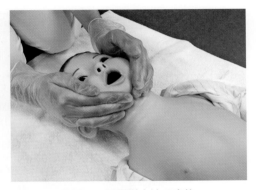

写真②-8 幼児への頭部後屈顎先挙上法の実施　　写真②-9 乳児への下顎挙上法の実施

　頭部後屈顎先挙上法では，小児の肩の下に丸めたタオルや衣服を敷き軽度の頭部後屈を保持して，小児の側面に立った救助者が小児の額に手のひらを置き，ゆっくりと押して頭部を後ろに傾ける．同時に，救助者のもう片方の手の示指，中指を小児の下顎先端に当てて上方に引き上げる．下顎挙上法では，救助者は小児の頭部側に立ち，小児の左右の下顎角に小指を当て，薬指，中指，示指の順に並べて下顎を前方に押す[4]．

　小児の口に感染防護具（フェイスシールドなど）を用いて，乳児では口対口鼻呼吸，1歳以上では口対口での人工呼吸を行う．口対口鼻呼吸では，救助者が口で乳児の口と鼻を覆い，口対口呼吸では救助者が小児の鼻をつまみ，小児の口に吹き込む．約1秒かけて胸が上がる程度の換気量で2回連続で行う．

(7) AEDの使用

　AEDが到着したら，胸にパッドを装着する．小児用パッドが入っている場合は，6歳までの小児に使用し，6歳以上では成人用パッドを使用する．小児用がない場合は，6歳までの小児であっても，成人用パッドで代用する．パッドを右胸と左脇腹に貼れる体格の小児の場合は，その位置に貼る．2枚のパッドが重なってしまう体格の小児の場合は，胸の中央と背部に貼る．ショックの必要性はAEDが判断するので，音声ガイダンスに従って使用する．AEDが自己解析し，指示されれば除細動実施ボタンを押し，ただちにCPRを再開する．ショック後2分のCPR後再びAEDの自己解析に従い，電気ショック，CPRを繰り返す．

2) 二次救命処置の方法

(1) アルゴリズム

　日常的に蘇生を行う者が，小児の心停止時に対して行う処置をひとつの流れにまとめたものが，心停止アルゴリズム（図1-7）である．これは成人と共通のアルゴリズムであるが，小児・乳児の特性を加味して実施する．

　BLSのみで心拍が再開しない時にALS（advanced life support）が必要となるが，絶え間なく効果的な胸骨圧迫が行われていることは，BLSのみでなくALSが成功するための条件ともなる．

(2) 呼吸管理

　二次救命処置における気道確保には，エアウェイの挿入，バッグバルブマスク，ジャク

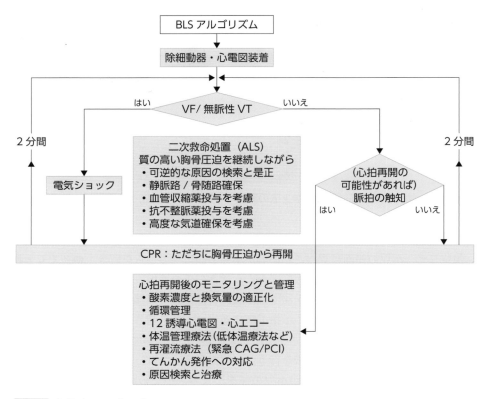

図 1-7 心停止アルゴリズム
（日本蘇生協議会監修（2021）：小児の蘇生.「JRC 蘇生ガイドライン 2020」. オンライン版. p30.）

ソンリースの使用，気管内挿管などの処置が状態に応じて実施される．準備中も胸骨圧迫は途切れないようにする．

●モニターの準備

心電図モニター，パルスオキシメーターを装着する．

●エアウェイの挿入

自発呼吸があるが舌根沈下が認められ肩枕や用手的気道確保で改善がみられない場合に，エアウェイの挿入によって気道の狭窄・閉塞が解除されることがある．

●バッグバルブマスク，またはジャクソンリースによる用手換気

バッグバルブマスク（**写真②-10上**）（製造元の名前から「アンビューバッグ」と呼ぶ臨床現場もある）は自己膨張式換気装置であり，バッグは外部の空気を取り込んで自然に膨らむため，酸素ガス供給源がなくても換気できる．室内気を取り込むので高濃度の酸素は送気できないが，バッグバルブマスクの空気吸入口にリザーバーバッグ（酸素を充塡する袋）を接続して，酸素ガス供給装置につなげると，酸素濃度の高い空気が送気される（リザーバーバッグを接続せずに酸素ガスを供給することも可能だが，酸素濃度は 40〜50％程度になる）．バッグバルブマスクには一方弁があり，バッグを圧搾したときに送気が行われ，開放時に呼気が外に排出されるようになっており，呼気がバッグ内に逆流することはない．

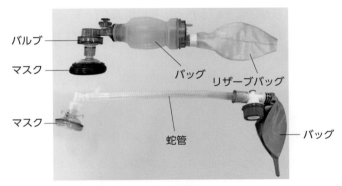

写真②-10　バッグバルブマスク（写真上）とジャクソンリース
（写真下）

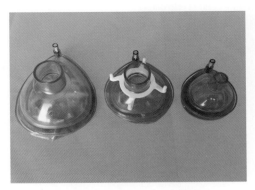

写真②-11　さまざまなサイズの小児用マスク

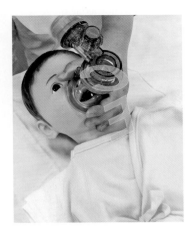

写真②-12　EC クランプ法

　ジャクソンリース（**写真②-10下**）は，送気膨張式換気装置であり，バッグバルブマスクと異なりバッグは自己膨張しないため，酸素供給源が必要になる．十分な酸素ガスを使用することで，100％の酸素投与が可能となる．また，バッグバルブマスクのように一方弁がないため，呼気時に陽圧をかける（positive end-expiratory pressure；PEEP，呼気終末陽圧）ことが可能で，肺胞の虚脱を防止することができる[5]．

　口鼻に当てるマスクのサイズは，小児に応じてしっかり覆えて空気漏れがない適したものを使用する（**写真②-11**）．

　1人で行う場合は，一方の手でバッグ部分を支持し，もう一方の手で小児の鼻と口をしっかりと覆うように当てる．その際，母指と示指が C の形になるようにする．中指，薬指，小指が E の形になるように，小児の下顎にかけ，十分に挙上させて，気道を確保する（EC クランプ法）（**写真②-12**）．2人で行う場合は，1人が両手でマスクを保持し，もう1人が送気する．

（3）静脈路の確保と心肺蘇生薬の投与

　CPR を継続しながら，速やかに薬物投与経路を確保する．薬物や輸液の投与が緊急に必要とされるすべての小児において，迅速な静脈路確保ができない場合もしくは困難と予

想される場合は，骨髄路確保を行うため，その準備を行う．

投与される薬剤には，血管収縮薬であるアドレナリン（1回0.01mg/kg，3〜5分間隔で追加投与），抗不整脈薬であるアミオダロン（2.5〜5mg/kg），リドカイン（1〜1.5mg/kg）などがある．

〈文献〉
1）前田留美（2019）：救命処置．「小児看護学［1］小児看護学概論 小児臨床看護総論」．奈良間美保・他編，第13版，医学書院，p471．
2）日本蘇生協議会監修（2021）：小児の蘇生．「JRC蘇生ガイドライン2020」．オンライン版，p17．
https://www.jrc-cpr.org/jrc-guideline-2020/ ［2021/12/10閲覧］
3）森 園子（2012）：救急蘇生法．「小児看護技術第2版」．浅野みどり編，第2版，医学書院，p485．
4）幸松美智子（2015）：救急蘇生法の実際．「ナーシング・グラフィカ小児看護学②小児看護技術」．第3版，メディカ出版，pp178-181．
5）川岸利臣：ナース専科 用手換気の適応と方法．
https://knowledge.nurse-senka.jp/227035 ［2021/12/6閲覧］

第2章
子どもの主要な症状と
ケア技術

1 発熱

1) 小児の体温の特徴

　身体における熱産生は，おもに骨格筋の収縮および肝臓での代謝によって行われ，体温を保つには皮下脂肪がその役割を担っている．一方，熱放散は体表面からの放射，汗の蒸発等で行われている．以上のような熱産生と熱放散の調整は，視床下部の体温中枢で行われており，何らかの身体的障害が生じると，体内で設定されていた体温（セットポイント）を上昇させ，免疫機能を活性化させることによって，生体防御反応として発熱が生じる．

　小児の体温の特徴として，基礎代謝が成人に比べて高く，それによって熱生産が多い．加えて，子どもは体温調節中枢（視床下部）や汗腺等の機能が不安定なため，高体温になりやすく，年齢が低いほど，体温が高い傾向にある．一方で，乳幼児は体重あたりの表面積が大きいので，熱放散が起こりやすく，加えて皮下脂肪も少なく，自身で衣服や環境を変化させることは難しいため身体に熱を保ちにくく，低体温にもなりやすいという特徴がある．このように小児の体温は，身体の特徴や発達面から，不安定になりやすい特徴がある．

2) 発熱の定義

　発熱の定義は感染症法では37.5℃以上とされている[1]．しかし，子どもの体温調節能力は不安定であるため，外的環境の影響も受けやすく，一概に発熱の定義を「○○℃以上である」と定めることは難しい．そのため，「平熱より1℃以上高いかどうか」という視点をもち，加えて発熱に伴うその他の随伴症状も加味して，統合的に判断することが望ましい．

　また，発熱と似ているものでうつ熱があるが，うつ熱は熱産生と熱放散の調節機能の破綻のことであり，近年は日本救急医学会が提唱する熱中症分類[2]で表現されている．うつ熱は環境因子等の外的要因によって体温が上昇するものであり，一方で発熱は感染症等による各種サイトカインの産生のような内的要因によって体温上昇が行われる点で異なる．

3）観察とアセスメントのポイント

●原因

小児の発熱の多くは感染症によるものが多い．感染症以外にも，川崎病，腫瘍性疾患等，発熱を示す疾患は多岐にわたるため，発熱の状態だけでなく，随伴症状の観察を必要とする．

●事前の情報収集

年齢，体重，発熱がみられはじめた時期，その他の随伴症状，保育所・学校での感染症の流行，予防接種歴，薬剤の使用状況（継続的に内服している薬の有無等）といった情報を集める．

●発熱に関連した全身状態の観察

一般的に体温は日内変動があり，午前6時前後が最低で，午後4〜6時に最高となる．発熱による心拍数や呼吸数の変化，活気，機嫌，倦怠感の有無等の見た目の具合を観察する（小児看護において子どもの見た目は非常に重要）．他にも発汗量，水分出納，食事量（食欲の有無），下痢，嘔吐，痙攣，意識障害，大泉門膨隆，項部硬直等，観察するポイントは多い．とくに発熱が生じている期間や熱型（弛緩熱，稽留熱，間欠熱）を確認することで疾患の同定の一助になる．他にも泣き方，親への反応，意識レベル，皮膚色を観察することで，緊急性を判断することも重要である．とくに3カ月未満の子どもの発熱においては，年長児と比較し重症感染症（髄膜炎，敗血症等）の可能性が高いため[3]，早急な対応を要する．

●随伴症状の有無

皮膚症状（発疹，出血斑等），呼吸症状，関節症状（腫脹，疼痛等），消化器症状，尿路系症状等，発熱の状況だけでなく諸疾患に関する観察も同時に行う．

●脱水の評価

体温が上昇すると，呼吸回数増加に伴う不感蒸泄の上昇，および代謝が増加することによる水分消費量の増加によって，脱水に陥る可能性が高まる．脱水の評価についてはp73「脱水」を参照されたい．

●検査データ

検査データはさまざまである．スクリーニング的意味合いである一次検査と，疾患特異性のある二次検査に分けられる（表2-1）[4]．

●解熱薬，その他薬剤の副作用

解熱薬のほとんどは安全性の高い薬剤であるが，まれにアナフィラキシー，喘息誘発，肝機能障害，急性腎不全等の副作用が出現するため，薬剤に応じた観察が必要である．

4）関連する看護技術

(1) 冷罨法

「体温が高いため，身体を冷やすべき」とは一概に言えない．体温が上がる時には，身体が震え，末梢血管は収縮することで末梢が冷たくなり，体幹は熱くなる．このときには，子どもは悪寒を感じているため，身体を冷やすよりも，掛け物をかける・厚着させるなどで保温に努めなければならない．一方，体温が上がりきると，末梢血管が拡張し，顔面の紅潮が見られ，手足が温かくなる．この段階になってはじめて，掛け物をとる，衣服

表2-1 発熱患者に行う検査

	検査項目
一次検査	血液検査（血算，白血球分画，生化学，血液ガス） 検尿（定性，沈査） X線検査（胸部，腹部） 抗原迅速検査（鼻咽頭ぬぐい液：インフルエンザウイルス抗原，RSウイルス抗原，咽頭ぬぐい液：アデノウイルス抗原，A群溶血性レンサ球菌抗原，マイコプラズマ抗原，便：ロタウイルス抗原など）
二次検査	髄液検査（細胞数，生化学），骨髄検査 細菌培養検査（血液，咽頭，鼻咽頭，便，尿，髄液など） 髄液単純ヘルペスウイルスDNA（PCR） 血清免疫グロブリン（IgG，IgA，IgM），血清補体価（CH50） リウマチ因子，フェリチン，甲状腺機能検査 超音波検査，胸腹部CT，頭頸部CT　など

（佐藤武志，関口進一郎（2018）：よくみられる症状・症候への対症療法　発熱．小児科診療．81巻増：2-5. を参考に作成）

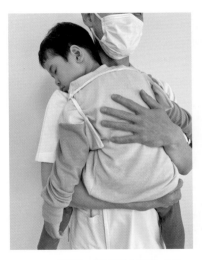

写真①-1　腋下へ保冷剤を挿入する冷罨法

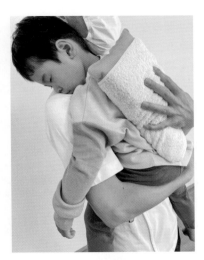

写真①-2　抱っこで背部に氷枕を当てる冷罨法

を薄着にする，冷罨法を行うなどで解熱を図るべきである．体温を下げる目的の冷罨法では，鼠径部，腋窩，頸部等の体表面に太い血管が走行している部分を冷やすことを推奨するが，乳幼児はこれらを嫌がることもあるため，抱っこしながら背部に氷枕を当てる方法もある．なお，冷罨法実施中は，低体温や凍傷にならないよう随時訪室して観察を行う．

●必要物品
・冷却枕や氷枕
・タオル

●方法
①体温を測定し，活気，四肢冷感，悪寒，シバリングの有無を確認する．
②タオルを巻いた氷枕を鼠径部，腋下，頸部等に当て，冷やす（**写真①-1**）．

※両腋下を冷やす場合は体温測定の際に注意する.

③②を嫌がる場合は，子どもを抱っこしながら背部に氷枕を当て，冷やす（**写真①-2**）.

(2)適切な衣服や掛け物の調整，および快適な室温・湿度の調整

小児は発達途上にいるため，自身で衣服の調整や環境の調整を行えない場合がある．看護者が，子どもの体温の状態や発汗の程度を正確に把握し，衣服や環境を調整する必要がある.

(3)水分，電解質の補給

発熱時には，発汗や呼吸数が増加し，体内の水分が喪失される．そのため，水分および電解質の補給が重要となる．水分の経口摂取を促し，持続点滴をしている子どもに対しては輸液管理が必要となる.

(4)解熱薬の使用

体温が 40℃前後であっても，子どもの活気が保たれている場合は解熱薬を使用しないこともある．体温が 42℃を超えなければ，発熱そのものによって脳に後遺症を残すことはないため，解熱薬を使用するのは，「体温が 38.5℃以上」で「患児に活気がなく倦怠感が強く出ている」ときである[4].

解熱薬のなかではアセトアミノフェンが最も一般的な薬であり，剤形も経口薬や坐薬などがあり，小児に使われやすい．ただし患児に活気があれば，必ずしも解熱薬を使用しなくても構わない.

ぐったりしていて経口内服が行えない場合等には，坐薬が用いられる（坐薬については p51「坐薬援助」参照）.

〈文献〉
1) 厚生労働省（2013）：感染症の予防及び感染症の患者に対する医療に関する法律第 12 条第 1 項及び第 14 条第 2 項に基づく届出の基準等について. https://www.mhlw.go.jp/web/t_doc?dataId=00tb9642&dataType=1&pageNo=1 ［2022/1/4 閲覧］
2) 日本救急医学会熱中症に関する委員会（2014）：熱中症の実態調査－日本救急医学会 Heatstroke STUDY2012 最終報告－. 日救急医会誌, 25：846-862.
3) Aronson PL, Thurm C, et al（2014）：Variation in care of the febrile young infant ＜90 days in US pediatric emergency departments. Pediatrics, 134(4)：667-77
4) 佐藤武志，関口進一郎（2018）：よくみられる症状・症候への対症療法　発熱. 小児科診療, 81 巻増：2-5.

2　脱水

1）脱水とは

　　脱水とは，体内から水分が喪失している，あるいは水分摂取不足により体液が欠乏している状態をいう．一般的にはナトリウム（Na）喪失を伴う体液減少状態を指す．

　　Na 濃度を調節することによって浸透圧のバランスが保たれている．脱水は細胞外液の水あるいは Na の喪失のパターンによって3つのタイプに分けられる．細胞外液の水とNa が同じ割合で喪失した場合には浸透圧は変化しない．これを等張性脱水といい，小児の脱水のほとんどがこのタイプである．一方，細胞外液の水が多く喪失した場合には細胞外液の Na 濃度が上昇するため，水は細胞内から細胞外に移動する．これを高張性脱水といい，下痢や嘔吐などが多量にある状態で経口摂取がほとんどできていない場合などに生じる．また，細胞外液の Na が多く喪失した場合には細胞外液の Na 濃度が低下するため，水は細胞外から細胞内に移動する．これを低張性脱水といい，下痢や嘔吐などが多量にある状態で白湯のような Na をほとんど含まない水分のみを摂取した場合などに生じる．

2）小児の水分代謝の特徴と脱水

　　成人は身体の 60％を水分が占めているが，新生児は 80％，乳児は 70％と，成人に比べて水分含有量の割合が高い（表2-2）．加えて，細胞外液と細胞内液の割合は成人で1：2であるが，新生児では 1：1，乳児では 3：4，と成人に比べて細胞外液が占める割合が大きい．よって，年少児ほど細胞外液が喪失しやすく脱水をきたしやすい．

　　小児は腎機能が未熟であり尿細管での水の再吸収能力が低く尿を濃縮できないため，体重あたりの尿量が多い．また，体内水分量の割合が多く平常体温も成人に比べて高いうえに汗腺も未発達であるため汗をかきやすく，体重あたりの不感蒸泄も多い．そのぶん小児は体重あたりの必要水分量も多いが，疾患罹患時には食欲低下や経口摂取量の低下がみられ，水分摂取が進まない状況が生じる（表2-3）．

　　このように，小児は各器官の未発達さや体液組成の違いから，成人に比べて脱水に陥りやすい．

3）小児によくみられる脱水時の症状や所見

　　脱水を伴う小児によくみられる疾患として，感染症や炎症性疾患など発熱を伴うものが

表2-2　小児の体内水分量の割合（体重に対する％）

	新生児	3か月児	幼児〜成人
全体の水分量	80	70	60
細胞外液	40	30	20
細胞内液	40	40	40

表2-3　小児の必要水分量と不感蒸泄量（mL/kg/ 日）

	必要水分量	不感蒸泄量	尿量
乳児	150	50	90
幼児	100	40	50
学童	80	30	40
成人	50	20	30

多い．発熱時は体温が1℃上昇すると不感蒸泄量が15％増加する．また，胃腸炎など消化器感染症では嘔吐や下痢が起こり，消化管からの脱水が進行する．呼吸器感染症では呼吸困難に伴う呼吸数増加によって呼気時の水分喪失量が増え，気道分泌物の増加によっても水分が失われる．

(1)体重減少

脱水時は体内の水分が喪失するため，体重が減少する．体重減少率によって重症度が判断され，体重減少率が乳児の場合は5％未満，5〜10％，10％超，幼児の場合は3％未満，3〜9％，9％超をそれぞれ軽度，中等度，重度としている（表2-4）．

(2)尿量減少

体内水分量が減少すると，血管内の水分も減少し循環血液量が減少するため，脱水が重症化するにつれ腎臓で生成される尿量も減少し，尿色が濃くなる．

(3)皮膚や粘膜の乾燥

脱水が生じると皮膚や口腔粘膜，口唇は乾燥し，脱水が重症化するにつれ乾燥の程度も大きくなる．

皮膚の緊張度のことをツルゴールというが，脱水が中等度から重度になると皮膚の張りが低下する．眼窩もくぼみ，啼泣しても涙が出なくなる．

(4)大泉門の陥没

大泉門は生後1歳6カ月頃に閉鎖するため，それまでの小児では脱水が中等度から重度になると大泉門が陥没する．

(5)末梢循環不全

脱水が重症化し循環血液量が減少すると，血圧や脈圧の低下，四肢冷感やチアノーゼ，顔面蒼白，無尿など末梢循環不全の状態を呈する．

(6)意識レベルの低下

脱水が重症化すると傾眠や嗜眠，さらには昏睡に陥り，痙攣などを起こすことがある．また高張性脱水により高Na血症が生じている場合には，うとうとしていても周囲の刺激

表2-4 脱水の程度とおもな所見

		軽度	中等度	重度
体重減少率	乳児	<5%	5〜10%	>10%
	幼児	<3%	3〜9%	>9%
尿量		正常〜軽度減少	減少	乏尿または無尿
ツルゴール		引っ張ってもすぐ戻る	2秒未満で元に戻る	戻るのに2秒以上かかる
粘膜		湿潤〜やや乾燥	乾燥	ひからびる
啼泣時の涙		正常	少ない	出ない
大泉門		平坦	やや陥没	かなり陥没
循環	血圧	正常	正常〜低下	低下
	脈	正常	弱い	かすか
意識状態		正常	傾眠	嗜眠，昏睡

（日本小児救急医学会診療ガイドライン作成委員会編（2017）：小児急性胃腸炎診療ガイドライン．日本小児救急医学会，p16. を参考にして作成）

に過敏に反応する易刺激性がみられ，不穏や興奮状態となる．

4）観察とアセスメントのポイント

体内の水分は，腎臓で生成された尿，皮膚からの汗や不感蒸泄，消化管からの下痢や嘔吐，呼気中の水分や気道分泌物となって排出される．よって，脱水は何らかの疾患による現象として起こるため，脱水に至る解剖生理をしっかりと理解して観察することが重要である．

●原因，随伴症状との関連
- ・発熱によるものか
- ・下痢や嘔吐によるものか
- ・呼吸器症状や呼吸困難に伴うものか
- ・腎機能の基礎疾患によるものか
- ・高温環境でないか
- ・利尿薬などの使用はないか

●脱水の程度
- ・体重減少の程度からみた脱水の重症度
- ・血清 Na 値による脱水のタイプ（等張性脱水では 130〜150 mEq/L，低張性脱水では 130 mEq/L 以下，高張性脱水では 150 mEq/L 以上）
- ・尿量，排尿回数，尿色
- ・ツルゴールや粘膜の乾燥，啼泣時の涙の有無
- ・眼窩や大泉門の陥没
- ・循環指標の変化（血圧，脈）
- ・意識レベル
- ・in-out バランス

●検査データ
- ・血液データ（Na，K などの電解質の他，血液濃縮時は Ht や Hb 値が上昇）
- ・尿検査データ（尿 pH，尿比重など）

5）関連する看護技術

(1)経口による水分補給

脱水が軽度の場合は，電解質を含んでいる経口補液剤をスプーンやスポイト，シリンジ等で与える．嘔吐による脱水の場合は，嘔吐後 15 分程度間隔を空けてから，5〜10 mL ずつ与える[1]．

与える量は，年齢および体重により算出した 1 日の必要水分量をふまえる．発熱による脱水時には，不感蒸泄量が増加していることもふまえて必要水分量を算出する．

なお，冷ました白湯などは飲ませても電解質が補給されず，かえって低張性脱水をきたしてしまうことがあるため，脱水時には避けたほうがよいとされている．また，多くのお茶には利尿作用があるカフェインが入っているため，これも脱水時には避けたほうがよい．

これらのことを，子どもに付き添っている家族に説明し，適切に子どもに水分を摂取さ

せることができるよう指導する必要がある.

(2)輸液療法

脱水が中等度以上の場合は, 経口からの水分補給では不十分で改善が難しいため, 電解質を含んだ輸液を点滴により投与する. 軽度の脱水であっても経口摂取が進まない場合は輸液を行う.

まず急速初期輸液ソリタT1号を10～20mL/kgで投与し, 排尿があれば維持輸液ソリタT3号に切り替えて輸液速度を減速する. この排尿は循環体液量が回復したサインであるため, 排尿後もそのまま滴下速度で輸液をしていると水中毒となり循環器系への負荷がかかる. よって, 排尿がみられたら速やかに医師に報告し, 輸液を減量する必要がある.

輸液中の観察や管理については, p53「点滴静脈内注射の援助」を参照.

(3)ツルゴールの確認

ツルゴールとは皮膚の緊張度のことであり, 脱水の有無や程度を評価する指標のひとつである. 母指と示指で爪を立てずに軽くつまみ, しわが残るなど元の皮膚に戻るのに3秒以上かかる場合は脱水のサインである. しわがなくやわらかい部位を選択し, 小児では上腕や腹部, 手背などで確認する (図2-1).

(4)in-outバランスの計算

in-outバランスとは, 水分出納, つまり人の体内に入った水分量と排出される量とのバランスのことをいう.

inは輸液や経口摂取によって体内に入った水分量, outは排泄物や嘔吐, 不感蒸泄など排出された量をそれぞれ合計し, inからoutを差し引いた結果マイナスであれば脱水という評価になる.

また, 必要水分量を算出し, inが必要水分量を満たしているかも確認する必要がある. とくに, 発熱時には体温が1℃上昇するごとに不感蒸泄が15%, 必要水分量が12.5%増加するため, それらを考慮してin-outバランスを評価し必要水分量を算出する必要がある.

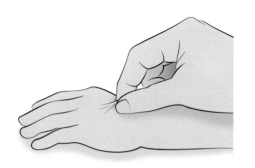
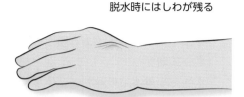

脱水時にはしわが残る

図2-1 ツルゴールの確認方法

〈文献〉

1) 鴨下重彦, 柳澤正義監修 (2002)：こどもの病気の地図帳. 講談社, p145.

3 消化器症状

1) 小児の消化器の特徴

　口腔から肛門までの消化管と，消化液を分泌する肝臓や膵臓を消化器というが，これらは小児では成長・発達の途中であり未熟であることが多い．機能障害の影響として，嘔吐，下痢により脱水や電解質異常を生じやすい．新生児や乳児では，水分代謝により急激な症状の進行や全身状態の悪化が起こりやすい．

　小児は急速な成長・発達のため，十分なエネルギー量と栄養素を要する時期であるが，食物の摂取，消化，吸収，代謝，排泄などの機能に問題があると，身体発育について影響を受ける．

2) 小児によくみられる消化器症状[1]

(1)腹痛

　小児の訴える腹痛の原因は多岐にわたり，自己報告は適切に表現されると限らないため，随伴症状とあわせて評価を行う．痛みの発生機序を理解し，痛みの部位，程度，原因を特定していく．緊急性を要する疾患である可能性の高い症状は，急性の痛みで，①激痛，②下血・血便，③嘔吐（胆汁性・血性），④腹部膨満，⑤筋性防御・反跳痛，⑥全身状態の不良のいずれかがある．

　年齢により頻度の高い疾患があり，乳幼児では，腸重積，急性胃腸炎，便秘，反復性腹痛症，学童期では，急性胃腸炎，急性虫垂炎，血管性紫斑病，過敏性腸症候群などがある．

(2)嘔吐

　嘔吐とは胃内容を逆行性に口から吐出することをいう．反射性嘔吐と中枢性嘔吐があり，先天性の消化器疾患，中枢神経疾患，感染症の症状として現れることもある．

　嘔吐は延髄の嘔吐中枢の興奮によって起こり，その原因は多様である．急性の嘔吐には緊急を要する疾患が多く，①血性・胆汁様の嘔吐，②全身状態不良，③意識レベルの低下，④痙攣，⑤激腹痛・筋性防御などを伴う．新生児が授乳後に戻すのは溢乳とよばれる逆流現象であることが多く，嘔吐と区別される．

　年齢により頻度の高い疾患があり，新生児期では敗血症・髄膜炎，先天性消化管閉鎖，乳幼児期では，急性胃腸炎，腸重積，髄膜炎，学童期では急性虫垂炎，血管性紫斑病，肝炎などがある．

(3)下痢

　下痢とは水分の多い粥状または水様の便を排泄し，便の量や回数の増加を伴う複合的な症状である．慢性下痢症は，2〜3週間の持続する下痢であり，急性下痢症の多くは発症より72時間以内に改善がみられる．小児期の急性下痢症の大半は感染性の下痢であり，ウイルス性の下痢と細菌性の下痢に分けられる．ウイルス性の下痢の代表的なものは，ロタウイルス，腸管アデノウイルス，ノロウイルスがある．とくに，ロタウイルス下痢症は，2歳以下に多く，冬季にみられる．細菌性の下痢症は，一般的に夏季に多く発症し，症状が強く，血液・膿・粘液が混入した便がみられる．

（4）便秘

　便秘とは，何らかの原因により，便が長期間体内に停滞して水分が吸収されて固くなり，排便が困難になる状態である．一般的に，排便の回数が減少しても便の硬さが正常で排便に困難がなければ便秘とはいわない．小児期の便秘は，排便機能の器質的障害による器質的便秘，器質的障害を伴わない機能的便秘がある．

　器質的便秘の原因は，神経原性疾患の二分脊椎や脊髄腫瘍がある．消化器・肛門病変ではヒルシュスプルング病，直腸・肛門奇形などがある．その他に，内分泌・代謝疾患も便秘の原因となる．

（5）下血

　下血とは，肛門から血液の成分が出てくることをいう．鮮血の線状付着は肛門疾患，粘液を伴う鮮血便は大腸ポリープの可能性が高い．腸重積では，イチゴジャム様の粘血便を呈し，胃潰瘍では，胃酸により血液中のヘモグロビンが変性し黒色便となる．炎症性腸疾患では，体重減少や発熱を伴う慢性の粘血便がみられる．

　下血による急激な全身状態の悪化が考えられるため，意識レベル，呼吸状態，バイタルサインの観察を行う．

3）観察とアセスメントのポイント

　腹痛の程度や状況をアセスメントするためには，まず原因となる消化器疾患や基礎疾患との関連をふまえて腹痛の状態を注意深く観察することが重要である．また，意識レベルやバイタルサインなどから緊急を要する状況であるかどうかを判断することが重要である．

- ●**原因**
- ・急激に発症する急性の腹痛か，1〜2カ月以上持続してみられる慢性・反復性の腹痛か
- ・消化器疾患か，または消化機能にも影響を与える基礎疾患があるか
- ・心理的要因があるか
- ●**腹痛の状態**
- ・痛みの出現時期
- ・痛みの部位，強さ
- ・痛みの持続時間（持続的または間欠的）
- ●**随伴状態**
- ●**嘔吐の有無**
  - 性状：緑色の胆汁を含んだ吐物，便臭を伴う吐物，血液混入した吐物，噴水様の嘔吐
- ●**下痢の有無**
  - 硬さ：硬便，有形便，軟便，泥状便，泡沫便，水様便など
  - 色：緑色便，白色便，タール便，米のとぎ汁様，イチゴジャム様など
  - 混入物の有無：粘液，血液，膿，顆粒など
- ●**便秘の有無**
  - 出現時期，排便の頻度や規則性，便の量や性状，排便時の苦痛と残便感
- ●**下血の有無**
  - 性状：鮮血便，タール便，イチゴジャム様，ブルーベリージャム様
  - 量：点状か液状か，粘液の有無

● 脱水の有無

① 水分の喪失による症状（皮膚・口唇の乾燥，口渇，眼窩・大泉門の陥没，乏尿）

② 電解質の喪失による症状（悪心・嘔吐，食欲不振，痙攣，浮腫，アシドーシス，アルカローシス）

● 検査データ

・腹部 X 線検査，腹部超音波検査，腹部 CT 検査所見

・直腸肛門内圧検査

・血液検査（白血球数，CRP，AST，ALT，アミラーゼなど）

4）関連する看護技術

(1)経管栄養法

経管栄養法は，消化・吸収力はあるが，経口的に十分な栄養を吸収できないとき，あるいは不可能なときに，栄養補給を目的に行う．子どもの状況により経鼻胃管，経鼻十二指腸チューブ，経鼻胃腸チューブ，胃瘻，空腸瘻のいずれかを選択する．栄養は消化態栄養剤（成分栄養剤），半消化態栄養剤（低残渣食），調整乳・治療乳，特殊ミルクなどを使用する．

ここでは，経鼻胃管による方法を説明する．

● 必要物品（写真③-1）

・経管栄養チューブ

・栄養バッグ

・固定用テープ

・カテーテルチップ型シリンジ

・微温湯

・処置用シーツ

・ガーグルベースン

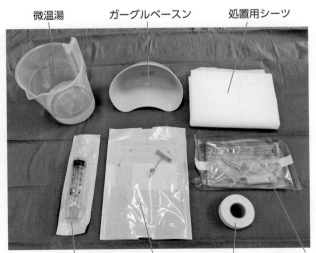

写真③-1　必要物品

・点滴スタンド

● **方法**

● **経管栄養チューブの挿入**

①経管栄養チューブと固定用のテープを準備する．チューブのサイズは表 2-5 を参照
し，チューブはあらかじめ顔の大きさに合わせて準備する．

②新生児は鼻先端から胸骨剣状突起までの長さ，乳児以降は鼻先端から耳介経由で胸骨
剣状突起までの長さを目安に挿入するチューブの長さを確認する（図 2-2）．

③経管栄養チューブを微温湯に浸ける．

④小児に説明し，体位を整える．

⑤体幹と上肢を固定し，体動を最小限になるようにする．

⑥経管栄養チューブのキャップを開放し鼻孔または口腔から挿入する．

⑦経管栄養チューブの先端が咽頭部に到達したら頸部を前屈させ，嚥下を促し食道に入
りやすくする．

⑧予定の長さを挿入したらテープで軽く留め，経管栄養チューブの位置を確認する（**写
真③-2**）．

⑨経管栄養用の注射器（カラーシリンジ）を接続し，胃内容物を吸引する．

⑩乳児は 1〜2 mL，乳児以降は 3〜5 mL を目安に少量の空気を経管栄養用の注射器に入
れてチューブに接続し，勢いよく注入して気泡音（ボコッと音が聞こえる）を確認する．

⑪注入した分の空気を抜く．

表 2-5 **経管栄養チューブのサイズの目安**

	新生児	乳児	幼児	学童
チューブサイズ	4〜5 Fr	6〜8 Fr	8〜12 Fr	12〜14 Fr

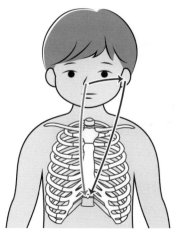

図 2-2 **経管栄養チューブの長さ
の決定方法**

赤矢印：新生児の場合
青矢印：乳児以降の場合

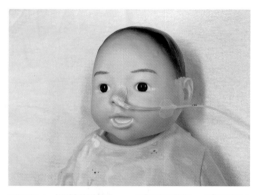

写真③-2 **経管栄養チューブの固定テープの貼付
位置と長さ**

⑫経管栄養用の注射器を外し，キャップを閉める．

⑬経管栄養チューブを固定する．

● **経管栄養チューブによる注入**

①注入可能であることを確認する（バイタルサイン，前回の注入終了時間，胃残の量と性状，腹部膨満や排便，嘔吐の有無）．

②指示通りの栄養剤を常温〜体温程度にしておく．

③上体挙上，右側臥位になるように体位を整える．

④経管栄養チューブの位置と内容残量を確認する（**写真③-3**）．

⑤栄養バッグに栄養剤を入れてスタンドにかけ，チューブの先端まで栄養剤を満たす．

⑥栄養バッグと経鼻栄養チューブを確実に接続する．

⑦クレンメを少しずつ緩めながら滴下数の調整を行う（**写真③-4**）．

〈滴下数の調整〉

$$\frac{設定の滴下数（滴）×栄養剤の量（mL）}{60×注入にかける時間（分）}=\frac{滴下数}{秒}$$

⑧カテーテルシリンジに微温湯を用意する．

⑨注入終了後，栄養バッグの接続部を外し，微温湯を流す．

⑩経管栄養チューブのキャップを閉め，まとめておく．

(2) 浣腸

浣腸の方法は，治療の目的や小児の状態により異なるが，小児によく用いられる方法は，催下浣腸（グリセリン浣腸，高圧浣腸）である．以下に，代表的なグリセリン浣腸の方法を示す．

● **必要物品**（**写真③-5**）

・処方箋の浣腸液
・カテーテルチップ型シリンジ
・微温湯
・ネラトンカテーテル

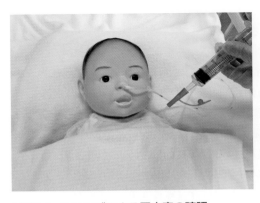

写真③-3　シリンジによる胃内容の確認

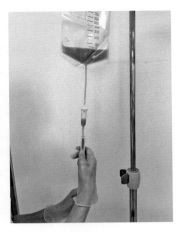

**写真③-4　注入のためのクレンメ
の滴下調節**

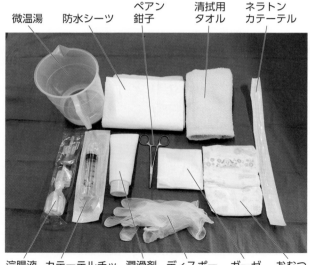

微温湯　防水シーツ　ペアン鉗子　清拭用タオル　ネラトンカテーテル

浣腸液　カテーテルチップ型シリンジ　潤滑剤　ディスポーザブル手袋　ガーゼ　おむつ

写真③-5　必要物品

・潤滑剤（またはオリーブオイルなどの潤滑油）
・ペアン鉗子
・ディスポーザブル手袋
・おむつ
・ガーゼ
・ポータブル便器
・トイレットペーパー
・防水シーツ
・清拭用タオル

●**方法**

①処方箋の浣腸液を微温湯の中につけて，人肌程度の温度に温める．
②必要物品をベッドサイドに揃える．
③ベッドサイドのカーテンを引き，プライバシーを保護する．
④子どもが膝を立てた姿勢にし，衣類を膝下まで下げる．
⑤乳児であれば仰臥位，幼児以降は看護師に背中を向けた左側臥位の姿勢をとる．
⑥浣腸液をカテーテルの先端まで満たしペアン鉗子で止める（**写真③-6**）．
⑦挿入するカテーテルの目盛りを確認する（表2-6）．
⑧カテーテルの先端に潤滑剤を付ける（**写真③-7**）．
⑨ゆっくり深い呼吸をする，または声を出すように促す．
⑩肛門内にゆっくりカテーテルを挿入していき（**写真③-8**），必要な長さを挿入したら，抜けてこないように手でカテーテルを固定する．
⑪ペアン鉗子を外し，浣腸液を静かに注入する（**写真③-9**）．
⑫注入終了後にカテーテルを除去し，浣腸液が漏れないように肛門を軽くガーゼで押さ

表 2-6	カテーテルの選び方		
	乳児	幼児	学童
カテーテルの太さ	7〜12号	10〜14号	12〜15号
カテーテル挿入の長さ	3〜4cm	3〜6cm	4〜6cm

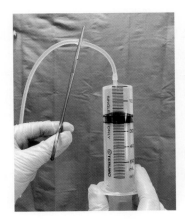

写真③-6　カテーテルの充填

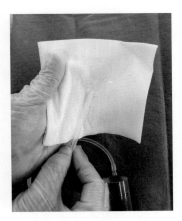

写真③-7　カテーテルへの潤滑剤の塗布

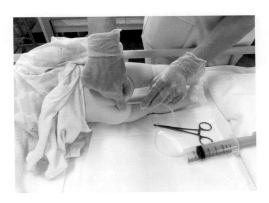

写真③-8　カテーテルの挿入

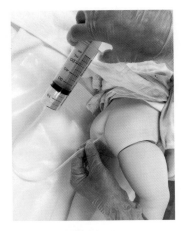

写真③-9　浣腸液の注入

える.

⑬ 3〜5分程度この姿勢を保ち，ゆっくり呼吸し，腹圧をかけないように促す.

⑭子どもの状況に合わせて排便をさせる（おむつ，便器，トイレなど）.

⑮排便終了後は，便の観察（量・性状を見る）を行い，陰部，殿部を拭く.

⑯衣類を整える．頑張ったことを褒めてねぎらいの言葉をかける.

〈文献〉

1）龍城真衣子・他（2015）：症候と鑑別診断.「ナースの小児科学」．佐地　勉・他編著，改訂6版，中外医学社，pp183-186，pp193-196.

4 呼吸器症状

1) 小児の呼吸器の特徴

　子どもの肺胞のほとんどは生後に形成され，8〜10歳頃に成人並みの大きさや数・機能になるといわれている．そのため，小児期の呼吸器は解剖学的にも機能的にも未発達であり，①肺胞一つひとつの大きさが小さく肺の呼吸面積が狭い，②成人に比べて気道が細くやわらかいため，炎症やそれに伴う気道分泌物などにより狭窄・症状が出現しやすい，③呼吸中枢が未熟であるため呼吸回数が変動しやすい，④成人に比べて肝臓の割合が大きく横隔膜が高位にあるため肺の容量が小さい，といった特徴があげられる．よって，呼吸機能が未熟な子どもは腹式呼吸をしており，1回換気量が少ないため呼吸数を多くすることにより空気の取り込みを維持している．

　また，乳幼児では鼻をかむ，痰を喀出する，といった気道の浄化能力が発達的に低いことによっても鼻閉や気道分泌物の貯留を起こしやすく，重症化を招きやすい．

2) 小児によくみられる呼吸器症状

　急性気管支炎・急性細気管支炎では，ウイルスや細菌など病原体が気管・気管支粘膜に感染することによって粘膜の炎症が起こり，気道の狭小化や気道分泌物の増加がみられる．急性肺炎では，病原体の肺胞への侵入による肺胞壁の腫脹や，気道の炎症やびらんにより，肺胞内に分泌物が貯留する．代表的な病原体として，RSウイルス，ヒトメタニューモウイルス，インフルエンザウイルス，マイコプラズマなどがある．

　気管支喘息では，気道へのアレルゲンの侵入による過敏反応によって気道の攣縮・狭窄が起こり，呼吸困難や喘鳴をきたす．イヌやネコ，ハウスダストなどのアレルゲンの他，細菌やウイルス等の呼吸器への感染に誘発されることもある．

(1)咳嗽

　咳嗽は，気道内の分泌物や異物を除去しようとする反射反応のひとつである．感染などによって気管支や肺胞に炎症が生じると分泌物が貯留するため，それを排出するために湿性咳嗽が生じる．また，咳嗽によって排出された分泌物が喀痰である．

　一方，痰が絡まない乾いた咳を乾性咳嗽といい，アトピー咳嗽や肺胞壁が硬くなる間質性肺炎のように感染による気道の炎症などを伴わない場合にみられる．

　また，感染によって喉頭部に炎症が生じて腫脹することで狭窄が生じるクループ症候群では，犬が吠えたような咳（犬吠様咳嗽）と表現される特徴的な咳嗽がみられる．

(2)鼻汁・鼻閉

　鼻汁は鼻腔粘膜から分泌されており，加湿の役割と同時に異物を外に出す役割がある．細菌やウイルスが鼻腔内に侵入すると，それらを排出しようとして鼻汁の分泌量が増える．成人であれば鼻をかむことで鼻汁を自分で除去することができるが，鼻をかめるようになるのは3歳頃であるため，乳幼児の場合は鼻汁が咽頭後部に流れ込んでしまう．これを後鼻漏といい，咳嗽を誘発したり，さらに気管へと流れ込んだりして症状の悪化を招きやすい．

　鼻閉は，細菌やウイルス，アレルゲン等が鼻腔内に侵入し鼻腔粘膜下の毛細血管が腫脹

することにより起こる．年齢が低いほど鼻呼吸に依存するが，子どもは気道が細いことも
あり，鼻閉によって呼吸困難をきたしやすい．

(3) 異常な呼吸音・喘鳴

　副雑音とよばれる異常呼吸音は，音が発生している部位や病態によって音の高さや性質
が異なる．

●水泡音・捻髪音

　呼吸器の炎症によって貯留した分泌物が呼吸による空気の出入りによって起こる振動が
音の成因であり，断続的に聴取される．

　水泡音は，太い気管支に貯留した分泌物によって発生する「ゴロゴロ」「ブツブツ」と
いう低い音であり，気管支炎の徴候を示す呼吸音である．

　一方，捻髪音は，細い気管支や肺胞に貯留した分泌物によって発生する「チリチリ」
「パリパリ」という高い音であり，肺炎の徴候を示す呼吸音である．

●喘鳴（いびき音・笛声音）

　気道に炎症が生じて狭窄することにより連続的に生じる異常音であり，気管支喘息など
でよく聴取される音である．

　いびき音は，太くてやわらかい気管支の狭窄した部位を呼吸による空気が通過する際に
貯留している気道分泌物が振動することで発生する，「グーグー」といういびき様の低い
音である．

　一方，笛声音は，細くて硬い気管支の狭窄した部位を空気が通過する際に発生する
「ヒューヒュー」「ピーピー」「キューキュー」という口笛のような高い音であり，呼気終
末時に聴取される．

(4) 異常な呼吸運動

　呼吸困難とは，「息がしづらい」「息苦しい」という自覚的な症状である．そのため，言
語理解が進んでおらず語彙力が乏しい乳幼児は，呼吸困難感を訴えることができない．
よって，異常な呼吸運動は重要な呼吸困難の徴候となる．

●多呼吸

　正常の呼吸数は，新生児期で40〜50回/分，乳児期で30〜40回/分，幼児期で20〜
30回/分，学童期で18〜20回/分であり，思春期で成人と同じ16〜18回/分となる．呼
吸回数が新生児で60回/分以上，乳児で50回/分以上，幼児で40回/分以上が多呼吸の
基準である．肺炎などによって肺のコンプライアンスが減少することで1回換気量が不
足し，呼吸回数で補おうとするために呼吸回数が増加し，浅い呼吸となる．

●陥没呼吸

　気道閉塞などで十分に空気を吸い込むことができないため胸腔内が陰圧となり，吸気時
に肋間腔，胸骨上窩部，鎖骨上窩部（喉元）に凹みが認められる．小児では胸郭がやわら
かいため，肺炎や細気管支炎などにより下気道が閉塞している場合は肋間腔に，太い気管
支など上気道が閉塞している場合は胸骨上窩に陥没がみられる．

●肩呼吸

　喘息発作などで呼吸困難が強度になると，胸郭の拡張を助けるために頸部や肩の呼吸補
助筋を使おうとする働きが起き，走った後のように肩を上下させて呼吸をするようにな
る．

●**鼻翼呼吸**

吸気時，気流を最大化しようとして鼻孔が開く現象である．呼吸困難が強くなると鼻翼呼吸をするようになる．

●**起坐呼吸**

臥位で呼吸困難がある場合に，呼吸を安楽かつ効率よく行おうとして坐位をとろうとする．坐位をとることによって横隔膜が下がって肺野が広くなり，気道分泌物を喀出しやすくなる．

また，起坐呼吸は左心系の機能低下，僧帽弁膜症などによる左心不全の主要徴候でもある．左心不全の状態で臥位をとると，右心系への静脈還流の増加によって肺血流が増加し，肺うっ血や肺コンプライアンスの減少をきたすためである．

3）観察とアセスメントのポイント

呼吸困難の程度や状況をアセスメントするためには，まずは原因となる呼吸器疾患や基礎疾患との関連をふまえて呼吸状態を注意深く観察することが重要である．また，意識レベルやチアノーゼの有無などから緊急を要する状況であるかどうかを判断することが重要である．

●**原因**
・呼吸器感染症による肺炎や気管支炎などの急性的な疾患か，慢性的な呼吸不全か（呼吸器感染症の場合，飛沫感染による感染拡大を防ぐための対応が必要）
・血液疾患や心疾患など，呼吸機能にも影響を与える基礎疾患があるか
・心理的要因があるか（過換気症候群など）

●**呼吸状態**
・呼吸数は正常か（発達段階によって基準値が異なる），リズムは規則的か
・異常な呼吸運動があるか（陥没呼吸など努力呼吸の有無）
・異常な呼吸音が聴取されるか
・経皮的酸素飽和度（SpO_2）の値，チアノーゼの有無

●**随伴症状の有無**
・発熱の有無，感染症との関係はどうか
・呼吸数の増加に伴って心拍数（脈拍数）も変動しているか
・鼻汁や鼻閉の有無
・咳嗽の有無
・脱水の有無（呼吸数が増加すると呼気から水分が喪失する）

●**検査データ**
・胸部 X 線所見
・呼吸機能検査
・血液検査（PaO_2，$PaCO_2$ など）

4）関連する看護技術

(1)体位の工夫

呼吸を安楽にするためには，横隔膜が下がり肺野を広くとることができる坐位やファウ

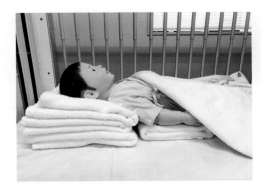

写真④-1　バスタオルなどによる体位調節

ラー位が適している．しかし，子どもの場合はこのような体位をとる目的を理解することはできないため，じっと同一体位をとることは困難である．

　さらに，睡眠中は臥位となるため横隔膜が腹部臓器によって圧迫され，呼吸が浅くなる．加えて，睡眠中は交感神経の働きが抑制され副交感神経が優位となることによっても呼吸中枢が抑制されるため，呼吸数が減少し浅い呼吸となる．

　よって，子どもの呼吸を安楽にするためには，抱っこや物品を用いるなどして体位を保持するような工夫が必要である．たとえば，覚醒中は，子どもの体力消耗や付き添い家族の負担にならない範囲で，家族が子どもを抱っこすることによって座位を保持することができると同時に，スキンシップがとれるため子どもの不安の軽減につながる．睡眠中は，ベッドをギャッジアップしたり，バスタオルやクッションを背部に挿入（**写真④-1**）したりすることで上体を起こすことができるため，安楽な体位を保持できる．

(2)吸入療法

　吸入療法とは，気管支拡張薬やステロイド薬・抗アレルギー薬などの液状の薬剤を細かい霧状にして気道から投与することによって，気管支や肺の炎症を抑えたり気管支を拡張させたりし，呼吸器の治療を行う方法である．また，線毛運動が促進されるうえ，細かい霧状にすることによって気道内が加湿されるため，気道分泌物が溶解されて粘稠度が低下し，分泌物の喀出を促進する．

　吸入器には，ジェット式，メッシュ式，超音波式など様々なタイプがあるが，ここではジェット式ネブライザーを用いた吸入について説明する．

●必要物品
- ジェット式ネブライザー，マウスピースまたは吸入用マスク
- 指示書
- 薬剤
- シリンジ，カテーテルチップ
- ガーグルベースン
- ガーゼ，ティッシュ

●方法
①指示書の内容に沿ってシリンジで薬液を吸い上げ，吸入薬を準備する．このとき，注射用のシリンジを用いて吸い上げると，誤って輸液ルートから投与してしまうリ

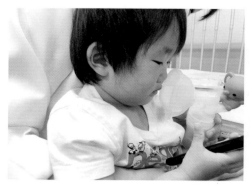

写真④-2　おもちゃなどでディストラクションしながらの抱っこでの吸入

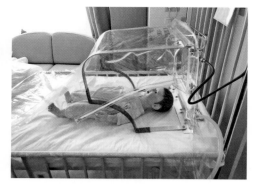

写真④-3　酸素テントによる酸素療法

スクがあるため，カテーテルチップのように針がつけられないものや色付きのシリンジを用いる．

②準備が整ったらベッドサイドへ行き，子どもの呼吸状態を観察する（呼吸数，呼吸音，咳嗽など）．

③子どもと家族にこれから吸入を行うことを説明し，座位かファウラー位で実施できるよう体位を整える．乳幼児は家族の協力を得て抱っこで体位を保持するなどの工夫をする．また，所要時間についても10分程度かかることを説明し，必要時はビデオを見せたり絵本の読み聞かせをしたりするなどディストラクションを取り入れて子どもの苦痛の軽減に努める（**写真④-2**）．

④吸入中は副作用の出現に注意し，脈拍や悪心・嘔吐などの観察を行う．また，噴霧による咳き込みにも注意する．口腔内に貯留した唾液は飲み込まず，ガーグルベースンに吐き出させる．

⑤薬液がなくなり噴霧が終わったら吸入を終了し，うがいをして不快感を和らげる．とくに吸入ステロイド薬を使用した場合は，口腔カンジダ症の予防のため，必ずうがいをさせる．うがいが困難な乳幼児の場合は，水分を含んだガーゼで口腔内をきれいに拭き取る．

⑥呼吸状態を観察し，吸入前の状態との変化を観察する．気道分泌物が貯留している場合はタッピングなどで排痰を促す．乳幼児など自力で排痰できない場合は口鼻腔より吸引を行う．

(3) 酸素療法

　酸素供給が正常にできない子どもに酸素を供給し，低酸素状態を改善する治療方法である．循環不全や肺炎・気管支炎・喘息発作などによる呼吸不全による低酸素血症の改善や，手術後の酸素消費量増加時などに用いる．

　酸素療法の方法には，酸素カニューレや酸素マスクなど装着による直接的な酸素吸入の他，高流量の酸素吸入が必要な場合は酸素テント（**写真④-3**）や酸素ボックスを用いる．

●必要物品

　・指示書

　・酸素カニューレ，酸素マスク

TOPIC　乳幼児など，マスクやカニューレの装着を嫌がる場合の対応は？

・覚醒しているとき：蛇管など太めのチューブを酸素流量計に装着し，チューブから酸素が上向きに出るように子どもの衣服の前胸部にテープなどで貼り，酸素流量を多めにして吹き流す（写真左）．また，酸素マスクを子どもの首から掛ける（写真右）．

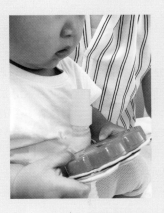 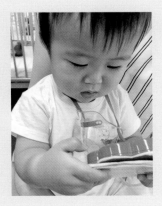

・眠っているときや臥位のとき：酸素がなるべく子どもの口元にあたるように酸素マスクを子どもの顔の近くに置き，酸素流量を多めにして吹き流す．

・酸素流量計
・ディスポーザブル加湿器または滅菌蒸留水

● **方法**

①酸素流量計を中央配管の差込口に差し込んで装着し，酸素カニューレまたは酸素マスクのチューブを酸素流量計に接続する．酸素流量が4L/分以上の場合はディスポーザブル加湿器を接続する（4L/分以下の低流量の場合は加湿は不要）．

②子どもの呼吸状態やSpO_2をはじめとした全身状態を観察する．

③指示書に沿って酸素流量計のメモリを合わせ，酸素を流す．

④子どもと家族にこれから酸素吸入を行うことを説明し，子どもに酸素カニューレまたは酸素マスクを装着する．

(4)口鼻腔内吸引

　子どもは気道が狭く，また発達的にも鼻をかんだり痰を喀出したりなどして，自力で気道分泌物を排出することが難しい．また，乳児の場合は鼻閉があると哺乳ができないため，栄養低下や脱水を招くリスクもある．よって，機械的に分泌物を除去することによって気道閉塞や呼吸困難を改善し，安楽な呼吸となるようにする．

　ただし，吸引は鼻腔からのカテーテル挿入や加圧による不快感を強く伴うため，必要以上の処置は避けるよう努める．

● **必要物品**

・吸引器
・吸引カテーテル

・吸引オリーブ管
・水を入れた紙コップ
・アルコール綿
・手袋
・プラスチックエプロン
・サージカルマスク
・聴診器

●吸引カテーテルを用いる方法

①子どもの呼吸状態（呼吸音，気道分泌物の貯留の程度，咳嗽の有無，SpO_2 など）をはじめとした全身状態を観察し，吸引が必要な状況であるかどうかを判断する．

②吸引は咳嗽刺激を伴う処置であるため，実施者は事前に必ずディスポーザブルエプロン・サージカルマスク・手袋を装着しておき，とくに子どもが呼吸器感染症の場合は感染予防に努める．

③吸引器を中央配管の差込口に差し込んで装着し，吸引チューブとカテーテルを接続する．カテーテルは年齢に見合ったものを選択する（表 2-7）．

④吸引カテーテルの接続部を折り曲げて吸引圧を確認する．

⑤子どもと家族にこれから吸引を行うことを説明し，体位を整える．また，鼻腔にカテーテルを挿入した際に咳嗽反射や嘔吐反射を誘発しやすいため，哺乳や食事後でないことを必ず確認する．

⑥鼻腔にカテーテルを挿入した際に不快感で反射的に動いてしまうため，介助者は子どもの頭部と顔を両手で固定する．泣いているときに無理にカテーテルを挿入すると鼻腔粘膜を傷つけてしまうため，落ち着くのを待つ．実施者は子どもに声をかけ，吸引カテーテルの接続部を指で折り曲げて圧をかけない状態にし，カテーテルを鼻腔に挿入する（写真④-4，写真④-5）．

⑦指を離して圧をかけ，指でカテーテルを回しながら分泌物を吸引する．低酸素に十分注意し，1 回の吸引時間は 10 秒以内とする．

⑧終了後はカテーテルの表面をアルコール面で拭き取り，カテーテル内腔は紙コップに準備した水を通して分泌物を流す．吸引チューブ内にも分泌物が残らないように通水したあと，吸引圧を 0 に戻す．

表 2-7 カテーテルの種類や長さと吸引圧の選択

	吸引カテーテル	カテーテル挿入の長さ	吸引圧 (mmHg)	吸引圧 (kPa)
新生児	5〜7 Fr	8〜10 cm	90 mmHg	12 kPa
乳幼児	7〜10 Fr	10〜14 cm	100〜200 mmHg	13〜26 kPa
学童	10〜12 Fr	14〜16 cm	200〜300 mmHg	26〜40 kPa
成人	12〜14 Fr	15〜20 cm	200〜300 mmHg	26〜40 kPa

(山元恵子監修，佐々木祥子編著（2022）：写真でわかる小児看護技術アドバンス．新訂第 2 版，インターメディカ，p170．)

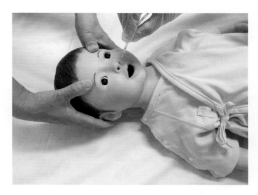

写真④-4 頭部を固定しての吸引カテーテルの
挿入

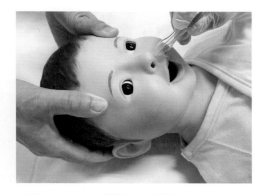

写真④-5 オリーブ管による吸引
先端が丸くなっており，鼻の奥まで挿入することは
できないが，粘膜を傷つける恐れが少ない．しっ
かり吸引すれば鼻の奥に貯留している鼻汁も吸引
が可能である．

⑨吸引前の呼吸音や分泌物貯留の程度との変化を確認する．子どもに頑張ったことを
　伝えて褒める．

5 痙攣・意識障害

1）小児の神経系の特徴

　小児の脳神経は発達途上にあり，脳重量は1歳で成人の2/3，2歳で3/4になり，原始反射・姿勢反射が出現あるいは消退していく（図2-3）[1]．小児の神経疾患はダウン症候群，水頭症，代謝異常症，脳腫瘍，てんかん，外傷性中枢神経障害，発達障害など多岐にわたる．

　痙攣は意思とは関係なく筋肉が強く収縮する状態で，てんかん，発熱，感染症，電解質異常，腫瘍，外傷，低酸素脳症などにより起こる．てんかん発作は脳神経細胞の過剰な電気的興奮により起こる．熱性痙攣は「おもに生後6～60カ月までの乳幼児期に起こる，通常は38℃以上の発熱に伴う発作性疾患（痙攣性，非痙攣性を含む）で，細菌性髄膜炎などの中枢神経感染症，代謝異常，その他の明らかな発作の原因がみられないものであり，てんかんの既往のあるものは除外される」と定義されている[2]．熱性痙攣・てんかんと他の疾患との鑑別診断が重要となる（図2-4）[3]．

　小児の意識障害の原因は，先天性疾患，細菌性髄膜炎などの感染症，てんかん発作，痙攣重積，低酸素脳症，代謝異常，腫瘍，外傷，中毒，熱中症，自己免疫性疾患などさまざまである．髄膜炎が疑われる場合には腰椎穿刺（p45「腰椎穿刺」参照）を行う．

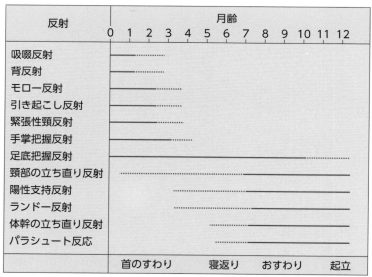

実線は，ほとんどの正常児でみられる時期を示し，点線は徐々に出現あるいは消失する時期を示す．

図2-3 新生児期・乳児期にみられる反射
（小林　登，前川喜平・他監修（1993）：乳幼児発育評価マニュアル．文光堂，p83.）

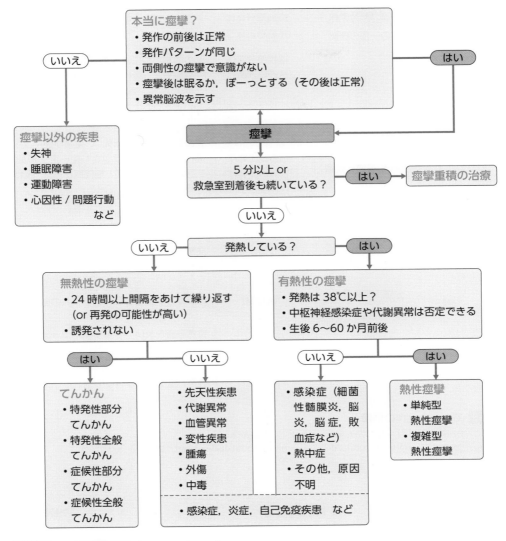

本当に痙攣?
- 発作の前後は正常
- 発作パターンが同じ
- 両側性の痙攣で意識がない
- 痙攣後は眠るか，ぼーっとする（その後は正常）
- 異常脳波を示す

いいえ ← → はい

痙攣以外の疾患
- 失神
- 睡眠障害
- 運動障害
- 心因性 / 問題行動
　　　　　　など

痙攣

5分以上 or
救急室到着後も続いている？ ── はい ── 痙攣重積の治療

いいえ

発熱している？

いいえ ← → はい

無熱性の痙攣
- 24 時間以上間隔をあけて繰り返す
　(or 再発の可能性が高い)
- 誘発されない

はい ── いいえ

有熱性の痙攣
- 発熱は 38℃以上？
- 中枢神経感染症や代謝異常は否定できる
- 生後 6〜60 か月前後

いいえ ── はい

てんかん
- 特発性部分
　てんかん
- 特発性全般
　てんかん
- 症候性部分
　てんかん
- 症候性全般
　てんかん

- 先天性疾患
- 代謝異常
- 血管異常
- 変性疾患
- 腫瘍
- 外傷
- 中毒
- - - - - - - - - - -
- 感染症，炎症，自己免疫疾患　など

- 感染症（細菌
　性髄膜炎，脳
　炎，脳症，敗
　血症など）
- 熱中症
- その他，原因
　不明

熱性痙攣
- 単純型
　熱性痙攣
- 複雑型
　熱性痙攣

図 2-4 **子どもの痙攣診療フローチャート**
(二木良夫（2020）：ジェネラリスト BOOKS　子どものけいれん & 頭痛診療，医学書院，p2.)

2) 痙攣・意識障害に関連する小児によくみられる症状

(1) てんかん発作の種類

てんかん発作は，脳の一部が興奮して起こる「焦点（部分）発作」と脳の大部分または全体が興奮して起こる「全般発作」に大きく分けられ，図 2-5 のように細別される．

(2) 姿勢の異常

除皮質硬直（図 2-6）は大脳皮質の障害を，除脳硬直（図 2-7）は脳幹部の障害を示唆する．

(3) 瞳孔の異常

散瞳は暗いところでは生理的に起こるが，病的な場合には脳幹障害を表す．瞳孔不同（瞳孔径の左右差が 1 mm より大きい）は動眼神経麻痺，脳腫脹による動眼神経圧迫を示

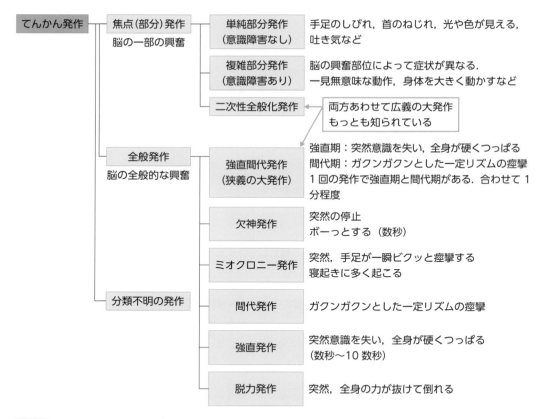

てんかん発作
- 焦点（部分）発作　脳の一部の興奮
  - 単純部分発作（意識障害なし）：手足のしびれ，首のねじれ，光や色が見える，吐き気など
  - 複雑部分発作（意識障害あり）：脳の興奮部位によって症状が異なる．一見無意味な動作，身体を大きく動かすなど
  - 二次性全般化発作　←　両方あわせて広義の大発作　もっとも知られている
- 全般発作　脳の全般的な興奮
  - 強直間代発作（狭義の大発作）：強直期：突然意識を失い，全身が硬くつっぱる　間代期：ガクンガクンとした一定リズムの痙攣　1回の発作で強直期と間代期がある．合わせて1分程度
  - 欠神発作：突然の停止　ボーっとする（数秒）
  - ミオクロニー発作：突然，手足が一瞬ビクッと痙攣する　寝起きに多く起こる
  - 間代発作：ガクンガクンとした一定リズムの痙攣
  - 強直発作：突然意識を失い，全身が硬くつっぱる（数秒〜10数秒）
  - 脱力発作：突然，全身の力が抜けて倒れる
- 分類不明の発作

図 2-5　てんかん発作の種類 [4]

（渡辺雅子監修（2018）：てんかん発作の種類．てんかんネット．
https://www.alfresa-pharma.co.jp/general/tenkan/about/index.html［2022/3/30 閲覧］）

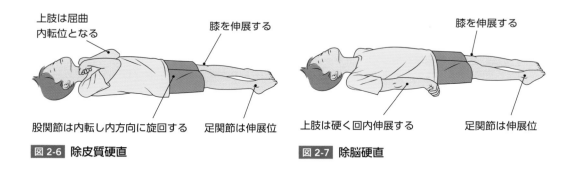

上肢は屈曲内転位となる　　膝を伸展する

股関節は内転し内方向に旋回する　　足関節は伸展位

図 2-6　除皮質硬直

膝を伸展する

上肢は硬く回内伸展する　　足関節は伸展位

図 2-7　除脳硬直

咳する．

（4）発作の重積状態

　発作の重積状態は「痙攣発作が5分以上続くか，または，短い発作でも反復し，その間の意識の回復がないまま5分以上続く状態」と定義されており[5]，脳へのダメージが甚大で生命にかかわる場合があるため，早急に治療を開始する[6]．

3) 観察とアセスメント/ケアのポイント

　痙攣（てんかん発作を含む）・意識障害を発見したら，その場を離れずにナースコール等で応援を依頼し，安全を確保し，呼吸状態を観察する．吐物，異物，分泌物貯留があれば吸引等（p89「口鼻腔内吸引」参照）により除去し，気道を確保し，酸素飽和度の低下があれば酸素供給を開始し，呼吸停止があれば救急蘇生を開始する．緊急薬剤投与に必要となる体重を把握する．

　いつ（何時何分）から痙攣が始まり（発見され），どれぐらい痙攣が継続したのか，どの部位から痙攣が生じ，痙攣の様相がどのように変化したのかなどは鑑別診断・適切な治療につながる重要な情報となる．家族からも情報を得て記録（可能であれば撮影）し，医師に報告する．痙攣時の抗痙攣薬投与等の指示があればそれに従う．

　痙攣重積状態となればただちに薬物治療が開始される．原因探索のための検査，観察，情報収集が同時に進められる．治療や検査の支援だけでなく，家族の心理面へのケアも行う．

　痙攣発作前，意識障害に陥る前の状態からの変化，とくに新たな障害（麻痺など）が生じていないかなどを家族の協力を得て，確かめる．

　重度意識障害が遷延した場合には，全身状態の観察を継続し，栄養・水分補給，眼球の保護，保清，褥瘡予防のための体位交換，マッサージ，関節拘縮予防，成長・発達を支え日常生活をより豊かにするためのケア，家族支援などを行う．

　てんかんの場合には退院後の生活に向けて，発作時の対処法と発作予防策（内服継続，疲労をためすぎない生活/規則正しい生活，感染予防など）を子どもと家族に指導する．さらに保育所/幼稚園/学校と連携し，いつ発作が起こっても対処できるようにする．「学校生活管理指導表」[7] や，「てんかん児が安全にすべての活動に参加することを考えて，そのために最低限配慮すべき目安を示したものである」と明示された「生活管理表」[8] などに各主治医が児の個別性に応じて指示を追記することで連携に活用できる．「てんかんと診断されている」という理由のみで，水泳の授業を受けられないなど子どもに不利益が生じないよう，主治医，家族，保育所/幼稚園/学校が話し合い，解決策を見出せるように支援する．

　一方で遠足や修学旅行などの行事への参加制限を避けるため，子どもがてんかんであることを他者に伝えたくない家族がいる．薬の副作用への懸念や，大きな発作が起こっていないことから内服を自己中断し，痙攣重積から遷延性意識障害に至る事例もある．患児と家族だけでなく社会がてんかんを正しく理解し，適切にてんかんと付き合うことが重要である[9].

●原因疾患の鑑別

・発熱を伴っているかどうか
・熱性痙攣の既往
　　→前回の発作時の状況，受診状況，抗痙攣薬・解熱薬使用に関する医師の指示など
・てんかんと診断されているか
　　→定期処方と内服状況，発作時の抗痙攣薬・坐薬など処方内容と投与時間，どのような発作を起こすのか，発作の頻度，前回の発作の状況，治療経過など
・痙攣の誘因になるものはなかったか

→激しい啼泣や運動による過呼吸，光刺激，音刺激，低血糖，疲労など

・感染症を伴っているかどうか

・項部硬直（仰臥位の患児の頭部を持ち上げると抵抗がある：髄膜炎を示唆する）はないか

※加えて，痙攣・意識障害の原因探索・鑑別診断に必要な情報を得る必要がある．

● **呼吸状態・痙攣の状態**

・痙攣発作が起こった（発見した）時間

・呼吸停止/抑制が起こっていないか

・経皮的酸素飽和度（SpO_2）の値，顔色，口唇チアノーゼの有無

・喀痰，流涎，鼻汁，吐物，異物などによる気道閉塞が起こっていないか

・呼吸状態（呼吸数，呼吸の深さ，呼吸パターンなど），脈拍（脈拍数，脈の緊張度，不整脈は無いか），体温，血圧

・痙攣継続時間

→痙攣が5分以上持続もしくは意識がない状態が5分以上となれば「痙攣重積」とし，ただちに薬物治療を開始する．

・痙攣発作が起こった身体の部位と種類，左右差の有無

→部分痙攣，全般性痙攣，間代性痙攣，硬直性痙攣など

・痙攣発作の様相がどのように変化したのか（可能であれば撮影する）

・発作後の様子（意識の明瞭さ，視線が合うかどうか，機嫌，会話/発声，普段の様子に戻ったかどうか）

・眼球偏位の有無，眼振，瞳孔の左右差，対光反射

● **随伴症状の有無・周囲の状況**

・意識レベル低下がないか

・痙攣発作，発作に伴う転倒などによる外傷はないか（とくに頭部，四肢，口腔内）

・安全が確保できる環境であるかどうか

・音や光など痙攣を誘発する刺激はないか

・再度痙攣発作が起こった際に観察しやすい場所であるか

・家族の心理状況，家族への説明内容と家族の理解度

・保育園/幼稚園/学校との痙攣発作時の対処と予防に関する連携状況（『学校生活管理表』記載内容）

● **検査データ**

・脳波

・血液検査（電解質，抗痙攣薬の血中濃度）

※感染症が疑われる場合：髄液検査，血液培養など

※外傷を伴う場合：外傷が生じた部位のX線撮影

※その他，原因探索・鑑別診断に必要な検査（MRI，CTなど）

4）関連する看護技術

（1）呼吸状態の観察，吸引

p84「呼吸器症状」を参照のこと．

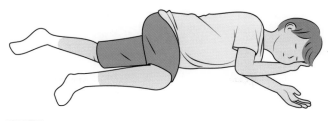

図 2-8 回復体位

表 2-8 乳児版ジャパン・コーマ・スケール

Ⅲ．刺激をしても覚醒しない状態（3 桁で表現）	
③　痛み刺激に反応しない	(300)
②　痛み刺激で少し手足を動かしたり顔をしかめる	(200)
①　痛み刺激に対し，払いのけよるような動作をする	(100)
Ⅱ．刺激をすると覚醒する状態（刺激をやめると眠り込む）（2 桁で表現）	
③　呼びかけを繰り返すと辛うじて開眼する	(30)
②　呼びかけると開眼して目を向ける	(20)
①　飲み物を見せると飲もうとする．あるいは乳首を見せれば欲しがって吸う	(10)
Ⅰ．刺激しなくても覚醒している状態（1 桁で表現）	
③　母親と視線が合わない	(3)
②　あやしても笑わないが視線は合う	(2)
①　あやすと笑う．ただし不十分で，声を出して笑わない	(1)
⓪　正常	

（坂本吉正（1978）：小児神経診断学．金原出版，p36.）

(2) 安全確保（環境整備）・体位の工夫

　痙攣時には体をゆする，大声をかける，押さえつけることは再発作の誘因となる可能性があるためしない．痙攣発作の動きを観察（予測）し，とくに頭部や四肢を保護できるように布団やクッションなどを用いて安全を確保する．このとき頸部屈曲による気道狭窄が起こらないように留意する．嘔吐や流涎を想定し，呼吸状態や痙攣発作の状況を判断し，可能であれば回復体位（図 2-8）とする．静かで明るすぎない環境とし，観察を継続する．

　意識障害の場合には全身状態の観察や治療が行いやすい環境を整え，良肢位とし，褥瘡予防のため体位交換を行う．

(3) 酸素供給

　p88「酸素療法」を参照のこと．

(4) 意識レベル評価

　急性期の意識レベルの評価は，成人ではジャパン・コーマ・スケール（Japan Coma Scale；JCS）とグラスゴー・コーマ・スケール（Glasgow Coma Scale；GCS）を用いて行う．しかし，たとえば JCS では「刺激しないでも覚醒している状態」に関する基準として「自分の名前，生年月日が言えない」があるが，子どもは発達段階によって，名前や日時をそもそも言えない場合がある．そこで，子どもの発達段階に合わせて，乳児版 JCS（表 2-8）[10]，乳児・小児用改変 GCS（Modified Glasgow Coma Scale for Infants and Chil-

表2-9 乳児・小児用改変グラスゴー・コーマ・スケール

評価領域	乳児	小児	スコア
開眼	自発的に開眼	自発的に開眼	4
	言語刺激に反応して開眼	言語刺激に反応して開眼	3
	疼痛刺激のみに対して開眼	疼痛刺激のみに対して開眼	2
	反応なし	反応なし	1
言語反応	のどを鳴らし，喃語を発する	見当識正常で，適切な言葉で反応する	5
	怒って泣く	混乱している	4
	疼痛刺激に反応して泣く	不適切な言葉で反応する	3
	疼痛刺激に反応してうめき声をあげる	理解不能の言葉または言葉にならない声で反応する	2
	反応なし	反応なし	1
運動反応[†]	自発的に目的をもって動く	指示に従う	6
	触ると逃避する	疼痛刺激の位置を識別できる	5
	疼痛刺激から逃避する	疼痛刺激から逃避する	4
	疼痛刺激に反応して除皮質硬直（異常屈曲）を示す	疼痛刺激に反応して除皮質硬直（異常屈曲）を示す	3
	疼痛刺激に反応して除脳硬直（異常伸展）を示す	疼痛刺激に反応して除脳硬直（異常伸展）を示す	2
	反応なし	反応なし	1

* 12点以下のスコアは重度の頭部損傷を示唆する．8点未満のスコアは挿管および換気の必要性を示唆する．6点以下のスコアは頭蓋内圧モニタリングの必要性を示唆する．

[†] 挿管されている場合，意識がない場合，または言語習得前である場合は，運動反応が本尺度の最も重要な要素となる．この項目は慎重に評価すべきである．

Adapted from Davis RJ et al：Head and spinal cord injury. In Textbook of Pediatric Intensive Care, edited by MC Rogers. Baltimore, Williams & Wilkins, 1987；James H, Anas N, Perkin RM：Brain Insults in Infants and Children. New York, Grune & Stratton, 1985；and Morray JP et al：Coma scale for use in brain-injured children. Critical Care Medicine 12：1018, 1984.

（MSD マニュアルプロフェッショナル版（日本語版）：乳児・小児用改変グラスゴー・コーマ・スケール．https://www.msdmanuals.com/ja-jp/%E3%83%97%E3%83%AD%E3%83%95%E3%82%A7%E3%83%83%E3%82%B7%E3%83%A7%E3%83%8A%E3%83%AB/multimedia/table/v21359485_ja［2021/11/21 閲覧]）

dren)（表2-9)[11]を用いる．さらに普段の子どもの様子をよく知る家族から情報を得ながら，痙攣や意識障害が起こる前と現在の子どもの様子を比べ，時間経過や治療に伴う変化を把握し，他者に伝わるように記録する．

(5)抗痙攣薬投与

坐薬についてはp51「坐薬援助」を，静脈注射についてはp53「点滴静脈内注射の援助」を参照のこと．

〈文献〉

1) 小林登，前川喜平・他監修（1993）：乳幼児発育評価マニュアル．文光堂，p83.

2）日本小児神経学会 HP：熱性けいれん診療ガイドライン 2015.
https://www.childneuro.jp/modules/about/index.php?content_id=33［2022/1/03 閲覧］

3）二木良夫（2020）：ジェネラリスト BOOKS　子どものけいれん & 頭痛診療，医学書院，p2.

4）渡辺雅子監修（2018）：てんかん発作の種類．てんかんネット．
https://www.alfresa-pharma.co.jp/general/tenkan/about/index.html［2022/3/30 閲覧］

5）Brophy GM, Bell R, et al.（2012）：Guidelines for the Evaluation and Management of Status Epilepticus. Neurocrit Care, 17(1)：3-23.

6）日本小児神経学会監修（2017）：小児けいれん重積治療ガイドライン 2017.
https://www.childneuro.jp/modules/about/index.php?content_id=36［2022/1/3 閲覧］

7）公益財団法人　日本学校保健会：学校生活管理指導表
https://www.hokenkai.or.jp/kanri/kanri_kanri.html［2021/1/3 閲覧］

8）長尾秀夫（2007）：てんかん児の生活支援と看護（特集　てんかん児の生活支援と看護）．小児看護．30(2)：178-185.

9）ユーシービージャパン：てんかん info.
https://www.tenkan.info/about/epilepsy/［2021/1/4 閲覧］

10）坂本吉正（1978）：小児神経診断学．金原出版，p36.

11）MSD マニュアルプロフェッショナル版（日本語版）：乳児・小児用改変グラスゴー・コーマ・スケール．
https://www.msdmanuals.com/jajp/%E3%83%97%E3%83%AD%E3%83%95%E3%82%A7%E3%83%83%E3%82%B7%E3%83%A7%E3%83%8A%E3%83%AB/multimedia/table/v21359485_ja
［2021/11/21 閲覧］

6 発疹

1）発疹とは

　皮膚や粘膜などに現れる，肉眼的にわかる変化を発疹または皮疹という．

　発疹の原因は多岐にわたるが，発熱を伴うものと伴わないもの，感染性のものとそうでないもの，に分けられ，さまざまな種類がある．

●紅斑

真皮内の毛細血管の拡張や充血により生じている隆起や，陥凹などを生じていない皮疹をいう．

●丘疹

皮膚の表面が小さく盛り上がった状態をいう．

●水疱

表皮の下に漿液が溜まってできる膨らみをいう．

●膿疱

表皮の下に膿が溜まってできる膨らみをいう．

2）子どもによくみられる発疹性の疾患

　子どもによくみられる発疹性の疾患では，発熱を伴い急に現れる場合は，水痘，麻疹，風疹など小児特有の感染症であることが多く，それぞれ特徴的な発疹を示す（表2-10）．これらの疾患は幼稚園や保育園など集団生活の場を通してかかる機会が多い．

3）発熱を伴わない発疹性の疾患

（1）蕁麻疹

　子どもの蕁麻疹には，アレルギー性のものと非アレルギー性のものがある．アレルギー性の場合は，食物や薬剤などのアレルゲンに反応して発症する．非アレルギー性の場合は，摩擦や日光などによる刺激，発汗，ストレスや疲労などによるものがある．ただし，子どもの蕁麻疹の原因は特定できないことがほとんどである．

（2）アトピー性皮膚炎

　アトピー体質において，皮膚がさまざまな刺激を受けることにより強いかゆみを伴う皮疹が出現し，長期にわたって増悪と寛解を繰り返す慢性疾患である．

4）関連する看護技術

（1）観察とアセスメント

　まずはしっかりと観察を行い，発疹が感染性のものか非感染性のものかをアセスメントすることが重要である．表2-10に示したように感染性のものは発熱を伴うものが多いため，発疹以外の症状がないかしっかり観察を行う．とくに，麻疹や水痘は空気感染を起こすため，外来の待合室を分けるなど速やかに隔離を行う必要がある．

　非感染性の発疹では，食物や薬剤によるアレルギー反応の場合は，アナフィラキシーの徴候を示している場合もあるため，全身状態をしっかりと観察し呼吸困難などショック症

表 2-10 発熱を伴う発疹性の疾患

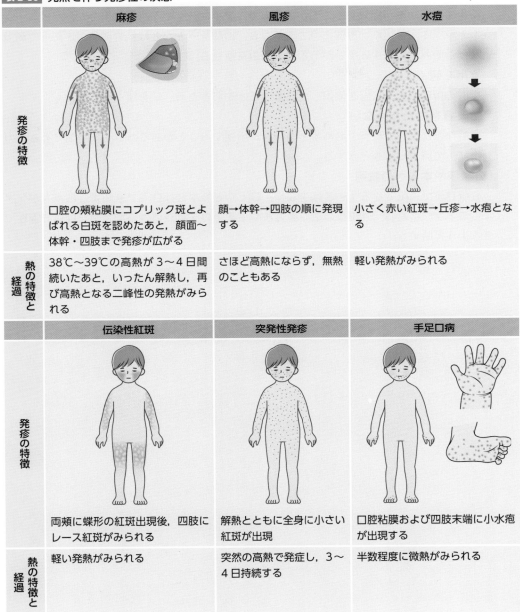

	麻疹	風疹	水痘
発疹の特徴	口腔の頬粘膜にコプリック斑とよばれる白斑を認めたあと，顔面〜体幹・四肢まで発疹が広がる	顔→体幹→四肢の順に発現する	小さく赤い紅斑→丘疹→水疱となる
熱の特徴と経過	38℃〜39℃の高熱が3〜4日間続いたあと，いったん解熱し，再び高熱となる二峰性の発熱がみられる	さほど高熱にならず，無熱のこともある	軽い発熱がみられる

	伝染性紅斑	突発性発疹	手足口病
発疹の特徴	両頬に蝶形の紅斑出現後，四肢にレース紅斑がみられる	解熱とともに全身に小さい紅斑が出現	口腔粘膜および四肢末端に小水疱が出現する
熱の特徴と経過	軽い発熱がみられる	突然の高熱で発症し，3〜4日持続する	半数程度に微熱がみられる

状出現時は救急対応が必要となる．

(2) かゆみを伴う発疹のケア

　かゆみを伴う発疹の場合，掻爬すると皮膚を損傷したり発疹が広がったりすることがあるため，なるべく掻爬しないような対応が大切である．

● 処方された外用薬を塗布する

　塗布する部位の皮膚を清潔にし，手袋を装着し指示された外用薬を塗布する．

●患部を冷やす

冷やすとかゆみが軽減することがあるので，アイスノンや保冷剤，氷を入れたビニール袋などをタオルで包んで患部に当てる．なお，冷却シートなどは粘着部分がかえって刺激になりかゆみが増強することがあるので使用を避ける．

●爪を短くする

皮膚を掻爬すると皮膚を損傷してしまうことがあるため，爪を短く切っておく．

●皮膚をあたためない

入浴などによって皮膚を温めるとかゆみが増強することがあるため，短時間でぬるめのシャワーで済ませるなどとする．

(3)家族や本人への説明

発疹自体で入院となるケースは少なく，ほとんどの場合は自宅で家族または本人がケアすることとなるため，外用薬の塗布の方法や生活上の注意点について説明し自宅で管理できるよう援助する．

第3章
小児看護における
看護過程と代表的な事例

A　小児看護における看護過程

1　看護過程とは

　看護過程とは，系統的・包括的に集められた情報から，対象者のニーズおよび援助を必要としている看護問題を明らかにし，起きている状況を確認するまでのアセスメントと問題の改善，解決をするための目標設定，計画立案，看護実践，評価を行う一連の活動である．各プロセスについて小児看護における特徴も含め以下に述べる．

1）アセスメント

　アセスメントは，対象者にとって適切な援助を実践するために看護過程のなかでも重要な位置づけとなる．小児看護でのアセスメントにおける情報収集は，子どもの様子や状態を把握するための子どもの訴えや啼泣など主観的なものと同時に，観察や測定などによる客観的な情報が重要となる．つまり，バイタルサイン，フィジカルアセスメント，検査データ，表情，体位，動作，態度，排泄物，吐物，分泌物などの情報である．その他，母子健康手帳などは，子どもの発達の経過や予防接種など養育者の保健行動を知る手がかりとなる．

　また，子ども本人から得られる情報が重要であることはもちろんであるが，小児看護では家族からの情報も重要なものとなる．とくに乳幼児期であれば，病状の経過，生活の変化や生活に与える影響などは家族からの情報や家族の考えが重要な意味をもつ．これらは，子どもの様子を知るうえで重要であるばかりではなく，子どもの発達や健康の維持・増進に家族が影響を及ぼすことで起きている問題がないかどうかを判断するうえでも大切な情報となる．

(1)アセスメントの枠組み

　アセスメントは，対象者がどのような状況にあるかを把握することである．全体像を把握するためには系統的・包括的な視点で情報を収集し，整理するためにアセスメントの枠組み（視点）が用いられる．代表的なものとしては，ヘンダーソンの14の基本的ニーズに基づくもの，オレムのセルフケア理論に基づくもの，ロイの適応モデルに基づくもの，

表3-1	ヘンダーソンの14の基本的ニーズ
①正常な呼吸　②適切な飲食　③排泄　④望ましい姿勢　⑤休息と睡眠 ⑥適切な衣類の選択と着脱　⑦体温の維持　⑧身体の清潔　⑨危険の回避 ⑩意思伝達，コミュニケーション　⑪信仰，価値　⑫達成感のある仕事 ⑬遊び，レクレーション　⑭健康に関する学習

ゴードンの機能的健康パターンに基づくもの，などがある．

　本書では，アセスメントの枠組み（視点）として，ヘンダーソンの14の基本的ニーズに基づくものを活用した（表3-1）．ヘンダーソンは，人間には共通なニーズがあり，それらに対して適切に満たされるようにケアすることが看護師の役割であると述べている[1]．

　ここでは，ヘンダーソンの基本的ニーズを基盤とし，以下の4項目の内容をアセスメントの視点とした．

　Ⅰ．身体の生理的・機能的な状況

　Ⅱ．子どもの生活・セルフケアの状況

　Ⅲ．子どもの認知，思考の状況

　Ⅳ．家族の状況

　Ⅰ～Ⅳにはヘンダーソンの基本的ニーズの内容を含んでいるが，小児看護においては家族の状況が重要な意味をもつため，系統的・包括的なアセスメントの視点とした．ヘンダーソンの基本的ニーズを取り入れたのは，看護基礎教育では基本となる考えであり，対象者のニーズおよび生活に関する視点として意識しやすく，全体像を把握しやすいと考えたからである．各視点の情報収集の項目については下記に述べる．

●**身体の生理的・機能的な状況**

　ヘンダーソンの基本的ニーズのうち，①正常な呼吸，②適切な飲食，③排泄，④望ましい姿勢，⑦体温の維持はおもに生命維持や運動機能に関することを含んでいる．

　これらによって，生命維持のための呼吸，循環（脈拍，心拍数，血圧），体温などのバイタルサインの情報を確認する．また，子どもは発育，発達のために体重あたりでは成人よりも多くのエネルギー，栄養を必要としているので，発達段階に合わせた適切な食物形態で十分な栄養が確保されているのかも確認する．この栄養状態を判断するためには，身長，体重などの発育の経過とあわせて，パーセンタイル値やカウプ指数による評価が重要となる．排泄では，腎機能，消化機能などの生理機能を示す検査所見，水分出納バランス，日常の排泄習慣や回数などが重要な情報となる．

　子どもの運動機能，運動能力は，発達とともに大きく変化するが，首のすわり，ひとり座り，歩行などは，運動機能の発達を判断するマイルストーンとなる．また，排泄を例にとれば，幼児期は，おむつから自立した排泄行動への移行期にあたり，生理機能の発達とともにトイレに座るなど運動発達とも関連し，発達の統合した機能を確認するうえでも重要な情報となる．

●**子どもの生活・セルフケアの状況**

　ヘンダーソンの基本的ニーズのうち，⑤休息と睡眠，⑥適切な衣類の選択と着脱，⑧身

体の清潔，⑨危険の回避，⑬遊び，レクレーション，⑭健康に関する学習を含んでいる．

　これらは，子どもの日常生活での食事，睡眠，清潔行動，排泄など基本的生活習慣の確立状況や子どもの活動全般に関することである．日常生活での子どものさまざまな活動や行動は，入院や病気により，いつもと同じことができない，いつものようにしないなどの変化となって表れることもあり，子どもの遊びの様子，活気，いつものことができないなどが重要な情報となる．「⑤休息と睡眠」では，子どもの月齢や年齢にふさわしい睡眠時間や睡眠パターンの有無，休息や睡眠がとれる環境であるのかが重要な情報となる．

　「⑨危険の回避」では，子どもの事故防止対策，感染症予防としての予防接種状況などに関する情報を収集する．

　子どもは手洗い，歯磨きなどから始まり，健康に関するセルフケア能力を増大させていく時期である．「⑭健康に関する学習」では，子どもの健康への関心や保健行動の実際などが大切な情報となる．

●子どもの認知，思考の状況

　ヘンダーソンの基本的ニーズのうち，⑩意思伝達，コミュニケーション，⑪信仰，価値，⑫達成感のある仕事などを含んでいる．

　子どもの認知や理解度には発達段階により違いや特徴があるため，それらをふまえて子どもの様子を確認する必要がある．とくに病気や入院に対する反応やストレスは子どもの発達段階の認知や理解度からも影響を受ける．子どもの反応として，啼泣する，反抗する，怒るなどの表現は，比較的わかりやすくてとらえやすい．しかし，子どもの場合，どのように表現したらよいのかわからない，または表現してもよいということがわからないということも少なくない．いつもと違う子どもの様子にも十分に気をつける必要がある．子どものストレス・コーピングについても，子どもをよく観察しその言動に注意する．

　また，親子（愛着形成）やきょうだいとの関係，他者との関係などについても状況を観察，確認する．

　家族から仲間へと関係性を拡大していく学童期やアイデンティティ確立の時期にあたる思春期は，自己に対する肯定感や劣等感，アイデンティティ，ボディイメージなども重要な情報となる．この時期では，自己概念など自分をどのようにとらえているのかなども病気や入院の影響とともに考える．学童期，思春期では，子どもなりの考えをもっており，希望や目標について確認することは重要となる．時には，治療の選択も親と子どもの考え，希望が異なることもあり，それらの調整を図るためにも，学童期以降では子どもの考えなどを確認する必要がある．

●家族の状況

　家族構成，家族関係（親子関係），家族の生活パターンや家族の保健行動，経済状況，しつけなどの育児観，健康に関する価値や信念，信仰，家族の社会資源などについて必要時，情報収集する．その他に子どもの健康は家族や養育者からさまざまな影響を受けることを考え，家族や養育者の嗜好や食習慣，子育てに対する考え方，食事，トイレットトレーニングなどの排泄習慣，清潔行動や保健行動，睡眠時間，家族や養育者のなかでの子どもの位置づけ，子どもの家族内での役割に関する情報も収集する．

　以上，小児看護における看護過程のプロセスのイメージを図 3-1 に図式化した．

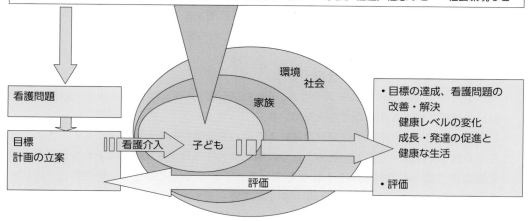

アセスメントの枠組み（視点）

Ⅰ．身体の生理的・機能的状況
　　基本的ニーズ　・正常な呼吸　・適切な飲食　・排泄　・望ましい姿勢　・体温の維持
Ⅱ．子どもの生活・セルフケアの状況
　　基本的ニーズ　・休息と睡眠　・適切な衣類の選択と着脱　・身体の清潔　・危険の回避
　　　　　　　　　・遊び，レクレーション　・健康に関する学習
Ⅲ．子どもの認知・思考の状況
　　基本的ニーズ　・意思伝達，コミュニケーション　・信仰，価値　・達成感のある仕事
Ⅳ．家族の状況
　　・家族構成　・家族関係，親子関係（母子関係，父子関係）　・家族の生活習慣，生活パターン，経済的状況
　　・育児観，しつけに対する考え，健康に対する信念，考え　・宗教，価値，信念など　・社会環境など

看護問題

目標
計画の立案

看護介入　　子ども

環境
社会
家族

・目標の達成、看護問題の
　改善・解決
　健康レベルの変化
　成長・発達の促進と
　健康な生活

評価

・評価

図3-1 看護過程のプロセス

（茎津智子（2021）：小児看護における看護過程．「発達段階を考えたアセスメントにもとづく小児看護過程」，
第2版，茎津智子編著，医歯薬出版，p10．より改変）

2）看護問題の明確化

(1)看護問題

　アセスメントにより子ども自身の病気や症状による苦痛の緩和や改善とともに，子ども
の病気や入院が家族にどのような影響を及ぼしているのかを明らかにし，時に家族に対し
ても問題解決のための援助を考えなければならない．子どもの病気や入院は，家族にとっ
て危機的状況を招きやすい場面であり，家族は多大な困難を感じることも少なくない．小
児看護では，子どもの健康のためにも，家族看護の視点も欠かすことができない．

　看護問題の優先順位として，一般的には子どもにとって生命の安全を脅かす問題や緊急
度の高い問題，現在は顕在化していなくても，今後子どもや家族の健康や生活に及ぼす影
響が大きいと考えられる問題は優先順位が高いといえる．

　看護問題を明らかにするプロセスでは，

　・何が，なぜ起きているのか

　・そのまま放置するとどうなるのか，どのようなリスクがあるのか

　・援助を必要としていることは何か

　・強みとなる点はどのようなことか

という視点でアセスメントし，問題と援助の方向性を明らかにしていく．

(2) 共同問題 (Collaborative Problems；CP)

アセスメントの結果，看護師の責任において実践し，問題解決を図ることができるもの以外に，疾病による生理的変化や合併症などには，予防や早期発見，回復のために医師の指示のもとで看護師による継続的な観察や実践を必要とするものがある．これをカルペニート（Carpenito LJ）は共同問題として定義づけている[2]．

3) 計画立案

(1) 目標設定

目標設定は，解決すべきこと，改善すべきことが具体的に示されているものでなければならない．目標には，緊急性や優先度が高く，数日から1週間程度で解決すべき短期的な目標と，新たな療養行動の獲得や生活習慣の見直しなど本人または家族が継続的に目指す中・長期的な目標がある．目標は，子どもや家族にとっても問題解決に向けた動機づけを高め，改善に向かう方向性が具体的なものとしてイメージできるものでなければならない．

(2) 計画立案

目標の設定後，問題解決に向けて看護介入の方法を具体的に考える．計画立案は目標を達成するための具体的な看護活動であり，可能な資源を明らかにし，具体的で本人，家族，看護者が実行可能なものであることが重要である．

問題解決のための計画には，観察に関する計画（Observation Plan），対象に直接行うケア計画（Treatment Plan，または Care Plan），教育的な計画（Education Plan）がある．

また，小児看護では，子どもだけではなく，家族が適切な保健行動を実施できることを目指す内容が含まれる場合も少なくない．とくに子どもが乳幼児である場合には，家族のセルフケア能力，実践能力の獲得を目指すこともある．これらは子どもがより健康であること，発達が保証されることを意識しており，小児看護の実践における特徴といえる．

4) 実施（看護介入）

実施（看護介入）にあたっては，科学的根拠（エビデンス）のあるケアを安全に正確に行わなければならない．また，子どもの身体機能や認知機能などの発達段階を常に考慮し，適切なタイミングと方法で行われなければならない．小児看護では，病気や症状による苦痛の緩和とともに，発達に応じた生活援助もあわせて行われるという特徴をもつ．また，子どもと家族の強みに注目し，時には家族の参加を促し，家族のセルフケアを促進させることを目指すものでなければならない．

5) 評価・修正

評価は，アセスメントからの一連のプロセスをみる視点と，看護問題が解決，改善されたのか，どのようなケアが効果的であったのかをみる視点から行われる．評価の結果をふまえ，必要に応じて新たな情報を確認し，再アセスメントを行い，目標または介入方法などを変更・修正することになる．

2 情報収集の実際

　アセスメントにあたって情報収集における面接，観察のポイントを小児看護の特徴をふまえて述べる．

1）面接（インタビュー）による情報収集

　面接は，子どもと家族との信頼関係づくりの第1段階として，また，子どもと養育者の状況を把握するための情報収集として重要となる．小児看護では，対象者である子どもからも主観的情報，客観的情報を収集することになるが，乳幼児であれば主たる養育者（多くの場合は親）から多くの情報を得ることになる．

　面接時は，信頼関係構築の第一歩となることを意識しなければならない．多くの場合，入院時などに最初に顔を合わせることになるが，看護者は自己紹介をし，面接が何のために行われるのかなど目的，所要時間などを説明する．相手がリラックスして語ることができる雰囲気づくりや，看護者の態度が威圧的，事務的にならないように十分に注意する．

　子どもから話を聞く場合は，子どもの緊張を解くような関係づくりに努め，年齢に合った理解しやすい言葉を用いて進める．面接時は，否定的な態度や非難する言葉を避けることに十分な配慮が必要であり，入院に際して「できない」ことばかりを先に説明するようなことは避けるべきである．

　話された内容の取り扱いなどプライバシーを守ること，また，面接場所としてプライバシーが確保できる場であることには十分に配慮する．時には，子どもと家族から別々に話を聞く場合もあるが，状況によっては話された内容をどのように扱うかについて慎重に配慮しなければならない．

(1)子どもとのコミュニケーション

●子どもと目の高さを同じにする

　話すとき，子どもと同じ目線になることで，子どもにとって威圧的にならないことはもちろんであるが，子どもから見える世界を知る第一歩にもなる．

●静かに落ち着いた声で話す

　子どもにとって緊張や不安を与えないような言葉かけ，声の調子は大事である．

●少ない言葉で，はっきりと具体的に話す

　年齢によって用いる言葉や表現はとくに注意し，子どもの理解や認知の特徴に合わせて話すようにする．幼児期の子どもには，体験していることを例にして具体的なことから説明する．たとえば，「おなかが痛いのを治すため」「〜したあとに〜する」などである．

　学童期後期の場合は，何が起こっているかについて因果関係などもふまえた説明が，本人の納得と理解につながりやすい．ただし，一度に多くの情報を説明するのではなく，必要なことから説明していくとよい．

●肯定的な話し方をする

　説明のときなど，「〜したらだめ」ではなく，「いつになったら〜できる」というような言葉の選び方が大切である．子どもにとっては，できないことばかりを提示されるのではなく，できることやよい見通しを示されることが励みになる場合が多い．

●正直である

子どもから問われたことに対して，子どもの理解できる範囲で，正しい情報を伝えることが大事である．話をあいまいにする，話す内容に一貫性がないということは避けるべきである．

●答えるため，反応するために十分な時間をとる

子どもは，話されたことを理解する，考えるために時間を要することがある．子どもに何らかの答えを求める場合は，答えるまでの時間を十分にとり，回答を急がせない，一方的な決めつけにならないように注意する．

●問題解決に参加できるようにする

年齢によって違いはあるが，子ども自身が自分の問題や状況に参加している，自分が決めたということを実感できるようなかかわりが大切である．たとえば，子どもが選択できる範囲のことがあれば，選択の機会を与える，子どもが考えていることをよく聞き一緒に話し合う場をつくる．

(2)家族とのコミュニケーション

●焦点を明らかにして進める

看護者は確認すべき事柄などを事前に明らかにし，質問の方法も工夫する必要がある．「ポリオの予防接種は済みましたか」のような「はい」「いいえ」で答えを求める質問から，「お子さんの普段の食事のときの様子をお話ししていただけますか」のように，相手が自由な表現で返答できるような質問までいくつかの方法がある．これらの質問方法は，何を聞きたいかによって選択される．相手からの自由な表現は，その状況について相手がどのように感じているのか，どのように考えているのかを知る手がかりとなる．

●相手が話したいこと，関心事を知る

こちらの確認したいことで話を聞こうとしても，時には相手が自分の関心事や確認したいことから語り始めることも少なくない．それらは直接的な表現で表されることもあれば，婉曲した形で表現されることもある．

たとえば，「トイレのしつけは，どんなことに気をつければいいのですか」と話し始めた場合，トイレのしつけ方に悩んでいると一般的に思われるが，よく話を聞いていくと「近所の子に比べ，おむつが取れるのが遅い，言葉も遅いようだ」と発達の遅れが気になっているというようなことがある．

相手の関心事が複雑で面接に時間を要するような場合は，時と場所を変えてじっくり話を聞く機会をもつことが必要な場合もある．また面談では，言語的表現だけではなく，相手の非言語的表現にも注意を払う．

2) 観察

看護における観察は，情報収集の技術として重要である．子どもは，身体機能の未熟性などから状態の変化が起こりやすいが，年齢によっては言葉で自分の状態を適切に伝えることが困難である．そのため，小児看護では観察はより重要な意味をもつ．子どもの場合，正確な情報収集のために，何を，いつ，どのように観察するかということ，また，観察した状況を判断するための正しい知識，技術が重要となる．

具体的な観察では，呼吸，循環などの生理的機能を判断するためのバイタルサインは重

要な指標となるが，発達段階によって生理的機能に違いがある．そこで，各発達段階の生理的機能の違いなどを念頭におき，測定した数値を判断しなければならない．呼吸，心拍数などは食事や運動などの生活動作や啼泣などによっても値が変わるため，とくに乳幼児の場合は，呼吸，脈拍（心拍数），体温，血圧を安静時に測定するための工夫が必要となる．子どもにとって，測定時に用いられる聴診器なども時には見慣れないものとして恐れの対象となる場合もある．とくに幼児期前半までは，行うことの意味を十分に理解できないため，見知らぬものや器具などに抵抗を示し啼泣することも少なくない．まずは，それらが恐ろしいものでないこと，触らせることができるものは触れることで興味，関心をもたせることから始め，抵抗を少なくする工夫が必要である．

　子どもの全身の観察は，素早く正確に済ませることが大切となる．全身状態の確認にあたり子どもとの関係をつくることから始め，子どもが最も信頼している親に協力を求めながら行うことが時に必要である．

〈文献〉

1）Henderson VA 著，湯槇ます，小玉香津子訳：看護の基本となるもの．新装版，日本看護協会出版会，2016.
2）Carpenito LJ（2016）：Handbook of Nursing Diagnosis. 15th ed, Wolters Kluwer Health.／黒江ゆり子監訳（2018）：看護診断ハンドブック．第 11 版，医学書院，pp8-9.

B　代表的な疾患の事例展開

　ここでは，小児看護の場面でよくみられる 10 事例を用いて，アセスメント，看護問題の明確化，看護目標，看護計画を展開している．また，アセスメントの全体像を示すために関連図を用いて整理している．

　アセスメントは，「身体の生理的・機能的な状況」「子どもの生活・セルフケアの状況」「子どもの思考・認知の状況」「家族の状況」の視点で整理している．各事例では，疾患や看護について「疾患のポイントと看護」として示している．看護問題の明確化では，その根拠を示した．看護問題と共同問題の扱いは，看護問題は♯番号で示し，共同問題は CP として示している．看護計画は，看護問題・共同問題から 2 つ〜3 つの問題を選択し，目標，計画立案のポイントを示した．

喘息発作によりはじめて入院となった4歳の子ども

1）事例紹介

（1）本人の普段の生活・家族構成など

　Aちゃん，4歳6カ月の女児．父親（38歳，会社員），母親（34歳，会社員），姉（8歳，小学3年生）の4人家族である．発育経過は特記すべきことなし．定期予防接種済．身長103 cm，体重17 kg．Aちゃんは，普段は保育所に通園し，母親の話では，保育所でお友だちと遊ぶのが楽しいと話し，性格は活発なほうとのことである．基本的生活習慣の自立の状況は年齢相応でとくに問題はない．

（2）現病歴

　Aちゃんは，2歳のときに気管支喘息と診断され，抗アレルギー薬の内服とステロイド薬吸入を継続中である．季節の変わり目や風邪をきっかけに年に1〜2回小発作を起こし，かかりつけ医を受診するが，入院経験はない．

　最近Aちゃんの保育所で風邪が流行しはじめ，入院前日の夕方，保育所にAちゃんを迎えに行った際，保育士より日中から咳嗽と鼻汁がみられていると報告を受けていた．その日の深夜2時頃から咳き込み始めて止まらなくなり，夜間救急を受診した．

　受診時のバイタルサインは，体温36.6℃，血圧90/56 mmHg，脈拍130回/分，呼吸数35回/分，SpO$_2$ 93%．喘鳴や陥没呼吸，呼気延長あり，呼気時にはヒュー音が聴診された．チアノーゼはなし．中等度の喘息発作と診断され，そのまま入院となった．

　血液データは，WBC 9,800/μL，RBC 460×10^4/μL，Hb 12.0 g/dL，TP 7.0 g/dL，Alb 3.9 g/dL，Na 128 mEq/L，K 4.1 mEq/L，Cr 0.3 mg/dL，CRP 0.5 mg/dL．

　入院後は，SpO$_2$常時モニタリング開始，左手背に輸液ルートが確保されソリタT3号が40 mL/時で持続投与となった．治療は，輸液にてステロイド投与が1日2回，吸入が1日4回，内服薬が1日3回で開始された．入院時の採血や輸液の処置では，Aちゃんは怖がって泣いていた．

　担当医より入院は5日程度必要と説明を受け，母親が仕事を休んで付き添うこととなった．父方の祖父母は遠方在住，母方の祖父母は隣県在住だが，持病もあり付き添いや姉の世話は難しい状況にある．母親は入院準備と職場への連絡などのためいったん帰宅した．そのあいだ，Aちゃんは心細そうな様子ながらも，ひとりでDVDを見て病室で過ごしていた．入院中はたびたび母親に「いつまで病院にいるの？」「まだ帰れないの？」と繰り返し話している．

　母親は，「2歳のときに喘息と言われて，それからずっと気をつけてきた．入院はなかったので，今回はとてもショック」「お薬を飲むことや吸入も『自分で忘れないようにしようね』と話し，本人も気をつけるようにはなっていた」「年に1，2回咳き込むぐらいであとは元気なので，本人もすぐお薬や吸入を忘れてしまっていて…，家にいるときはわたしが『お薬飲んだの？吸入したの？』と声をかけていた」「祖母の家に子どもだけで泊まりに行くこともあり，そのときは，服薬や吸入を忘れることもあった」と話していた．

　入院中は，母親は家事や食事の支度などで，1日に数時間は帰宅する予定である．父親が帰宅後，母親は病院に戻るようにするとのことであった．

2）疾患のポイントと看護

　気管支喘息とは，気道の慢性アレルギー炎症により気道の過敏性が亢進した状態である．気道の感染，運動，環境汚染，アレルゲンへの曝露などの刺激因子が加わることで，気道平滑筋の収縮，気道粘膜の浮腫，気道分泌物の亢進が起こり，気道内腔の狭窄が起こる．炎症は，繰り返されることにより，リモデリングという気道の器質的変化を起こす．このリモデリングは，さらに気道過敏性を亢進させ，喘息発作の頻度や悪化の悪循環となる．気道狭窄のため，喘鳴，咳嗽，呼吸困難などの症状を引き起こす．

　本事例は，喘息発作出現による呼吸困難，異常呼吸の状態となり，悪化している呼吸状態の回復と同時に，退院後の生活も見据えた年齢に合わせた療養管理についての看護が重要となる．

3）アセスメント内容

	情　報	分析・判断
身体の生理的・機能的な状況	・診断名：気管支喘息 ・既往歴：2歳時に気管支喘息と診断されたが，以降，年に1～2回の喘息発作あり．抗アレルギー薬内服とステロイド薬吸入でコントロール．入院歴はなし ・現病歴：夜中就寝中に咳き込み始めて止まらなくなり，夜間救急を受診 ・循環：血圧90/56 mmHg，脈拍130回/分 ・呼吸：呼吸数35回/分，SpO$_2$ 93％，ヒュー音（＋），喘鳴（＋），陥没呼吸（＋），呼気延長（＋），チアノーゼ（－） ・点滴：ステロイド　1日2回 ・吸入：抗アレルギー薬・気管支拡張薬　1日4回 ・内服：去痰薬　1日3回 ・WBC　9,800/μL，CRP 0.5 mg/dL，体温36.6℃ ・血液データ：RBC 460×10^4/μL，Hb 12.0 g/dL，TP 7.0 g/dL，Alb 3.9 g/dL，Na 128 mEq/L，K 4.1 mEq/L，Cr 0.3 mg/dL ・身長：103 cm，体重：17 kg ・普段は食欲に問題なし，入院中の幼児食1,300 kcal ・排尿，排便など排泄習慣に問題なし ・腎機能血液データ：BUN 8 mg/dL，Cr 0.3 mg/dL ・麦茶などを普段からよく飲んでいる．入院したばかりのときは十分飲めていなかったが，落ち着いてからは母親が様子をみながら水分摂取を進めている ・ソリタT3号を40 mL/時で持続投与（1日量960 mL） ・運動器の発達に問題なし	・喘息発作を起こして入院，呼吸困難状態にある．既往として2歳時から診断されていたが，抗アレルギー薬内服，ステロイド薬吸入で，これまで大きな発作はなかった．今回はじめての入院となった． ・呼吸数は正常より多く，SpO$_2$も正常値より低く，喘息発作特有の呼吸音も聴取されており，陥没呼吸や呼気延長など呼吸困難状態である． ・呼吸困難に対する治療としてステロイドの投与，気管支拡張薬や抗アレルギー薬の吸入などが行われている状況である． ・現状では，循環機能に問題はみられない． ・栄養などのデータには問題なし． ・カウプ指数は16.0，身長・体重ともに50パーセンタイルに位置しており，身体発育は問題なし． ・排尿・排便ともに年齢相応の回数であり問題なく，排泄は自立しており，年齢相応である． ・腎機能なども問題はみられない． ・水分出納バランスに関しては，持続輸液で1日あたり960 mL確保され，状態が落ち着いてきたら経口で飲水できるようになることが考えられる．脱水などは現状ではみられないが，適切な水分出納バランスを把握しなければならない．

子どもの生活・セルフケアの状況	・基本的生活習慣の自立状況にとくに問題なし ・普段は活発で保育所や公園でも遊具で遊んだり，鬼ごっこをしたりするのが好きとのこと ・定期予防接種済 ・外出後の手洗い・うがいは自分でしている ・内服・吸入は母親がおもに管理．祖母の家に泊まりに行った際など，言われなければ忘れている ・入院中の活動の様子：トイレへ行ってもよいが，おもに室内で過ごす．左手背に点滴ルートが刺入されシーネ固定中	・普段の生活の様子，基本的生活習慣の自立状況も年齢相応でとくに問題なし． ・必要な定期予防接種は受けており，家族が適切に子どもの健康管理ができていると考えられる． ・Ａちゃん自身は，帰宅時の感染予防行動をとる習慣化は進んでいる．しかし，本人による管理は4歳児ということもあり，母親が主導して行っており，Ａちゃん自身ではまだ十分な認識ができていない． ・左手背には，点滴ルートがシーネにより固定されている状況で，活動が制限されているため，ベッド上で過ごしていることが多い．そのためややいらいらしている．入院もはじめてで戸惑いや不安が考えられる．
子どもの認知・思考	・会話など自分の言いたいことなどは母親に伝えている．看護師の質問にも「はい」「いいえ」をはっきり答える ・母親には「いつまで病院にいるの？」「まだ帰れないの？」などの質問が多い ・採血・点滴開始時，「いやだ！こわい！」と泣いていた．説明を繰り返すと頑張ろうとする様子もみられる ・入院時DVDを見ながらひとりで母親を待っていた	・はじめての入院により慣れない環境で生活をしなければならず，ひとりで過ごさなければならない時間はストレスとなっている． ・さまざまな検査や処置もあり，採血のような痛みが伴うものには恐怖を示すが，頑張ろうとする姿勢もみられる．入院はＡちゃんにとって大きなストレスとなっている．
家族の状況	・家族構成：父親（38歳，会社員），母親（34歳，会社員），姉（8歳，小学3年生）の4人家族 ・祖父母は隣県と遠方に住んでいる．持病もあり協力を期待できない ・入院中は母親が仕事を休み，付き添っている．母親は午後数時間帰宅して食事の準備や入浴などをし，父親の帰宅後に病院に戻ってくる．父親は仕事を早く終えて帰宅し姉の世話などしている ・母親「喘息で入院になるのははじめてで，とてもショック」 ・母親は，最近はＡちゃんがお薬や吸入のことも自分で気をつけられるようになることも意識してかかわっていた	・Ａちゃんの両親は共働きであるが，今回は母親が仕事を休み，付き添いをすることになった．Ａちゃんの祖父母は隣県に住んでいることや持病もあり，母親自身がサポートを得られにくい状況のため，家事なども含め母親の負担が大きくなっていると考えられる． ・母親にとってもコントロールされてきた喘息でのはじめての入院ということで，不安や自責などの思いも考えられる． ・母親は，Ａちゃんが自分でも自己管理できるようになることを目指してかかわっており，Ａちゃんが自分で少しずつできるようになることを目指していた．

4）看護問題の明確化と根拠

#1 喘息発作の出現による呼吸困難

Aちゃんは中発作を起こして気道の炎症を示す炎症データの上昇，努力呼吸やSpO$_2$などの所見からも気管支の狭窄による呼吸困難を起こしている．喘息発作による呼吸困難の速やかな回復のために治療や対処が円滑に行われる必要がある．

#2 気管支喘息のコントロールに対するセルフケア不足

これまでは家族によって服薬，吸入管理が行われ，発作のコントロールがされていた．本人も徐々に意識するようになってきているが，発達段階的にはセルフケアに限界がある状況である．今後，長期的な視野に立ち，本人が発達段階に合わせた自己管理力を高めていくことも必要となる．

#3 持続点滴に伴うシーネ固定部位の皮膚の清潔不足

左手はシーネで固定され，手掌は蒸れが生じやすい状態，呼吸状態や持続点滴中のため普段のように入浴などで全身の清潔を保つことができない状況にある．全身清潔やシーネ固定部位の清潔などの援助が必要である．

#4 はじめての入院という環境の変化や治療に伴う不安やストレス

慣れない環境での治療や採血，活動範囲の制限や左手のシーネ固定による不自由さ，母親に対して「まだ帰れないの？」「いつまで病院？」などの言動がある．本人の言動や反応に注意し，遊びや家族不在時の過ごし方を工夫する援助が必要となる．

#5 はじめての入院による母親の不安や負担

比較的良好に発作がコントロールされてきたなかでの入院となり，母親の「ショック」という言動，付き添いをしながらの自宅と病院との往来，仕事を休む，など母親に役割変化や負担が生じている可能性がある．母親の様子や言動に注意を払い，付き添いのあり方なども「#4」の本人の状況とあわせて考えていく必要がある．

事例1　Aちゃんの関連図

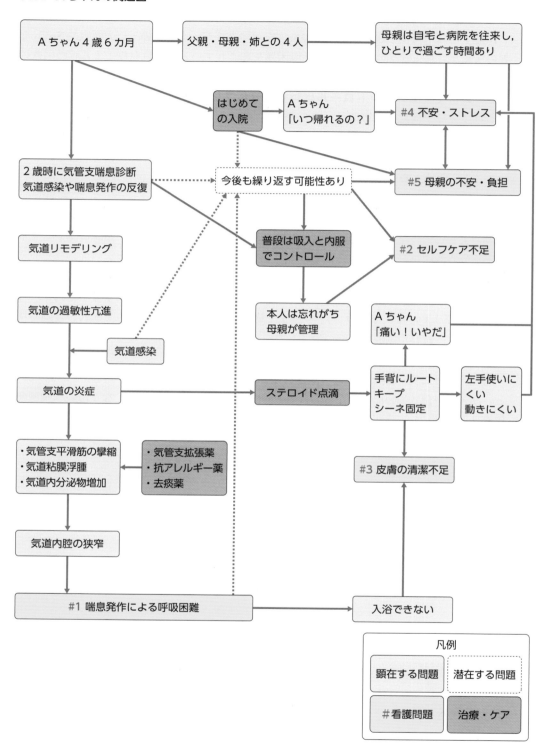

Aちゃん4歳6カ月 → 父親・母親・姉との4人 → 母親は自宅と病院を往来し，ひとりで過ごす時間あり

はじめての入院 → Aちゃん「いつ帰れるの？」 → #4 不安・ストレス

2歳時に気管支喘息診断　気道感染や喘息発作の反復

今後も繰り返す可能性あり → #5 母親の不安・負担

気道リモデリング

普段は吸入と内服でコントロール → #2 セルフケア不足

気道の過敏性亢進

本人は忘れがち　母親が管理

気道感染

Aちゃん「痛い！いやだ」

気道の炎症 → ステロイド点滴 → 手背にルートキープ　シーネ固定 → 左手使いにくい　動きにくい

・気管支平滑筋の攣縮
・気道粘膜浮腫
・気道内分泌物増加

・気管支拡張薬
・抗アレルギー薬
・去痰薬

#3 皮膚の清潔不足

気道内腔の狭窄

#1 喘息発作による呼吸困難 → 入浴できない

凡例

顕在する問題	潜在する問題
#看護問題	治療・ケア

5）看護計画

看護問題：#1　喘息発作の出現による呼吸困難

看護目標：呼吸の安定，SpO$_2$ 値の上昇，努力呼吸症状の軽快がみられ，呼吸困難の改善がみられる

看護計画

【OP】
- バイタルサイン（体温・血圧・脈拍数・呼吸数・SpO$_2$）
- 呼吸状態（呼吸音，呼吸様式，努力呼吸の有無，チアノーゼの有無）
- 咳嗽の有無，程度
- 喀痰の量・性状
- 活気・機嫌，訴え
- 食欲，水分出納バランス
- 血液検査所見，胸部 X 線写真所見
- 吸入や内服などの状況とその効果
- 輸液管理：輸液量，輸液スピード，輸液ルートの異常の有無など
　　　　　　　輸液ポンプの作動状況，刺入部の腫脹・痛みなどの刺入部位の異常の発見と対処
- 自己抜去防止のためのシーネによる固定の苦痛の緩和，事故防止

【TP】
- 呼吸困難時に体位を工夫する：ベッドのギャッジアップ・布団や枕を使用しての起坐位など
- 身体をしめつけない衣服を選択，確認する
- 安全で正確な吸入療法を施行する
- 必要時，医師の指示に応じて酸素吸入を施行する
- 病室の温度・湿度，ベッド周りや寝具のほこりなど誘発アレルゲンの除去などの環境整備を行う

【EP】
- 本人の理解を確認しながら，安楽な体位・飲水・口すぼめ呼吸などを助言・指導する
- 深呼吸や体位，咳嗽，喀痰などの対処，水分補給などに関して助言・指導する

看護問題：#2　気管支喘息のコントロールに対するセルフケア不足

看護目標：①気管支喘息のコントロールのための内服や吸入の必要性を理解できる
　　　　　　②服薬などを自分で行うこととして意識できる

看護計画

【OP】
- 本人，家族の疾患や薬理作用に対する知識の程度や理解の範囲の確認
- 発作時の対処方法や予防に対する知識や理解の程度の確認
- 家庭での内服や吸入の管理状況，入院中の本人の服薬や吸入に対する態度，反応，実施の様子

【TP】
- 疾患および現在の状態について，主治医から説明を受け正しい知識が得られるよう援助する
- 家庭でどのような工夫をすれば本人が内服や吸入を継続できるか，動機づけを高めることができるかなど，本人や家族と一緒に話し合う（内服薬や吸入器の置き場所・時間・母親からの声かけのタイミングなど）

【EP】
- 本人には，喘息の病気のこと，内服や吸入の必要性，発作時の対処などを説明する（パンフレットの利用）．パンフレットはイラストを中心としたもので作成し，イメージしやすいものとする
- 説明時には母親にも同席して実施．家族との共通理解により自宅でも適宜パンフレットを一緒に確認，活用できるようにする
- 服薬や吸入も本人の動機づけとなるような工夫，服薬や吸入が終了したかを家族で確認できるような工夫を本人と家族とともに考える
　例：シール貼り，ポイント貯めなど

1）事例紹介

（1）本人の普段の生活・家族構成など

　B 君，3 歳 6 カ月の男児．父親（30 歳，自営業），母親（30 歳，介護士．短時間勤務を利用中），妹（1 歳 6 カ月，B 君と同じ保育所へ通園中）の 4 人家族である．身長 98.5 cm，体重 14.5 kg，発育経過は特記すべきことなし．既往歴として，2 歳のときに熱性痙攣が生じたことがある．定期予防接種済．普段は保育所に通園しており，すべり台，ジャングルジムなど，からだを動かす遊びが大好きである．基本的生活習慣の自立の状況は，更衣や歯磨きなどは自身で実施できるが母親が手伝うこともある．

（2）現病歴

　入院 3 日前（発症初日）に体温 38.3℃ と頸部リンパ節腫脹を主訴に近医を受診した．いったん帰宅となったが，発症 4 病日に全身に発疹がみられたため，再度近医を受診し，川崎病の疑いがあるという説明を受け，入院の支度もないまま総合病院に緊急入院となった．入院期間は 2 週間を予定している．

　入院当日（発症 4 病日）のバイタルサインは体温 39.7℃，心拍数 168 回/分，呼吸数 40 回/分，血圧 98/65 mmHg，活気不良，食事は倦怠感によりいつもの 3 割程度しか摂取できていない．

　その他の症状として，両側眼球結膜の充血，イチゴ舌あり，口唇紅潮あり，両側頸部リンパ節腫脹あり，手足の硬性浮腫がみられ，手掌足底に紅斑，全身に不定形発疹および BCG 接種部位に発赤がみられた．呼吸音清明，SpO_2 98%，心音整，雑音なし．腹部はやわらかく，腸蠕動音正常，圧痛なし．

　血液データは WBC 14,000/μL，Neut 78%，Plt 37.1×10^4/μL，Hb 11.2 g/dL，T-Bil 0.5 mg/dL，TP 7.7 g/dL，Alb 3.2 g/dL，AST 26 U/L，ALT 78 U/L，BUN 7 mg/dL，Na 135 mEq/L，K 4.8 mEq/L，Cl 101 mEq/L，Cr 0.12 mg/dL，CRP 3.96 mg/dL．

　胸部 X 線検査では心胸郭比 46%，両側肺野に浸潤影なし．心エコー検査では右冠動脈近位部 3.1 mm，左冠動脈主管部 2.7 mm．

　川崎病の診断がなされ，利き手ではない左手に持続点滴ルートが確保され，シーネで固定された．標準治療である免疫グロブリン静注（IVIG）（2 g/kg/回，12～24 時間），アスピリン内服（50 mg/kg/日，分 3）が開始された．IVIG 開始 5 分後のバイタルサインは心拍数 140 回/分，血圧 100/68 mmHg，SpO_2 98%，薬疹なし．

　入院当日，アスピリンの内服が開始されたが，B 君は「薬はいやだ！いやだ！」と言って，内服に 30 分程度かかる状態であった．母親は「普段の風邪薬は，いやがりながらもお水で飲んでくれるのに」と言っている．また，内服時や清拭時に看護師が訪室すると，ベッド上で暴れ，点滴ルートが本人や掛け布団などにひっかかることもあった．

　入院中は母親が付き添い，「川崎病をインターネットで調べました．心臓に後遺症が残る病気と書いてありました．後遺症が残ると，この子の将来はどうなるのでしょうか？」，「いまは冠動脈瘤はないけど，これからできる可能性もあると聞いています」，「後遺症を残さないために，薬が大切と先生が言っていましたが，アスピリンという薬は出血しやす

いとブログにも載っていました．出血するのは心配です．本人は薬を飲みたくなさそうだし…でも治すには大切な薬なので飲んでほしい気持ちもあります」と冠動脈瘤や内服薬に関して心配していた．

入院中は隣市在住の母方祖母が自宅に行き，妹を世話してくれることになっている．

2) 疾患のポイントと看護

川崎病は全身の血管炎症候群である．おもに中型筋性動脈が障害され，冠動脈に強い炎症性血管炎が生じるのが特徴である．主要症状は発熱，手足の発赤や腫脹，不定形発疹，眼球充血，口唇や舌の発赤，頸部リンパ節の腫脹である[1]．

急性期の川崎病の治療目標は，炎症を可能なかぎり（動脈瘤ができやすい 10 日間以内）に鎮静化することである[2]．治療は IVIG（持続点滴）＋アスピリン（内服）併用療法が基本である[3]．しかし，予測スコア（群馬スコア[4]，佐野スコア[5]など）で IVIG 不適応例であった場合，免疫グロブリン静注＋アスピリン（内服）＋ステロイド薬併用療法が有効だとされている．このように予測スコアによって治療法は異なり，使用される薬に対する副作用の観察が重要である．

免疫グロブリンの副作用であるアナフィラキシーショックは，投与後 1 時間以内や投与速度が速いときに生じやすいため，投与直後は流量を遅くするなど，流量の調整および副作用の早期発見が重要になる．アスピリンは投与量によって作用機序が異なる．急性期では抗炎症作用を目的に中等量のアスピリンを投与する．炎症が落ち着く回復期には血液凝固機能の亢進がみられるため，抗血小板作用を目的に低用量のアスピリンを投与する．なお，血小板の活性化は発症後 2～3 カ月持続するため，退院後も低用量を 2 カ月程度は内服継続する．重篤な副作用である出血はまれに生じるため観察が必要となり，その他の副作用である喘息発作の誘発，肝障害，消化管潰瘍の観察を継続する．また，アスピリン投与中はライ症候群の発症予防のため，退院後の生活においてインフルエンザに罹患しないよう注意しなければならない．ステロイド薬を使用する場合，副作用としてとくに感染症と消化管出血の観察が大切である．加えてステロイドパルス療法を行う場合は，洞性徐脈，高血圧，高血糖，低体温などの観察が大切である．

看護師は上述の点滴および内服による治療が滞りなく行われるよう，子どもと家族をサポートしていくことが重要である．事例は川崎病の急性期にある子どもであり，早期の治療を適切に受けられるように支援することが最重要課題といえる．また，退院後もアスピリン内服を数カ月間（おおむね 2 カ月間）継続しなければならないため，看護師は回復期を見据えて内服の介助および退院後の日常生活に関する指導（家族のケア能力の向上，定期健診の必要性の説明，予防接種の調整等）も同時に進めることが看護のポイントとなる．

〈文献〉

1) 日本川崎病学会（2020）：川崎病診断の手引きガイドブック 2020．診断と治療社，p3.
2) 日本川崎病学会（2018）：川崎病学．診断と治療社，p114.
3) 川崎病急性期治療ガイドライン作成委員会（2020）：川崎病急性期治療のガイドライン 2020 年改訂版．日本小児循環器学会雑誌，36：S1.1-S1.29.
4) 小林　徹・他（2011）：川崎病急性期治療の進歩．循環器内科，69：324-329.
5) Sano, T. et al.（2007）：Prediction of nonresponsiveness to standard high-dose gamma-globulin therapy in patients with acute Kawasaki disease before starting initial treatment. Eur J Pediatr, 166：131-137.

3）アセスメント内容

情 報	分析・判断
身体の生理的・機能的な状況 ・診断名：川崎病 ・既往歴：2歳時に熱性痙攣を生じたことがあるため，発熱時には抗痙攣薬の挿肛などで対応している ・現病歴：発症初日に発熱およびリンパ節腫脹が出現した．発症4病日に体温39.7℃，両側眼球結膜の充血，イチゴ舌あり，口唇紅潮あり，両側頸部リンパ節腫脹あり，手足の硬性浮腫がみられ，手掌足底に紅斑，全身に不定形発疹およびBCG接種部位に発赤がみられて，入院となる 　呼吸：両側肺野に浸潤影なし．呼吸音清明，SpO$_2$ 98%，呼吸回数40回/分 ・飲食：いつもの食事量の3割，身長98.5cm，体重14.5kg，発育経過は特記なし ・排泄：腹部はやわらかく，腸蠕動音正常，圧痛なし ・体温：発症初日から4病日まで38〜39℃の熱が継続している ・循環：血圧98/65mmHg，心拍数168回/分，心音整，雑音なし，胸部X線検査では心胸郭比46%，心エコー検査では右冠動脈近位部3.1mm，左冠動脈主管部2.7mm ・血液データ：WBC 14,000/μL，好中球78%，Plt 37.1×10^4/μL，Hb11.2g/dL，T-Bil 0.5mg/dL，TP 7.7g/dL，Alb 3.2g/dL，AST 26U/L，ALT 78U/L，BUN 7mg/dL，Na 135mEq/L，K 4.8mEq/L，Cl 101mEq/L，Cr 0.12mg/dL，CRP 3.96mg/dL ・治療：標準治療である免疫グロブリン静注（IVIG）（2g/kg/回，12〜24時間），アスピリン内服（50mg/kg/日，分3）を開始	・川崎病主症状のうち，6症状すべてみられる．心エコー検査，心胸郭比の結果から冠動脈瘤や心不全兆候はみられないが，10病日以内に冠動脈瘤が生じやすいため，循環に関する観察は必要である． ・川崎病のリスクスコアとしてもIVIGで解熱することが考えられる． ・川崎病では腸間膜動脈にも炎症が及ぶことがあるが，腹部症状はみられていない．また，急性期には呼吸器症状を呈する事例も多いが，バイタルサイン値および検査データ上はみられない． ・4日間高体温が継続しているが，血液データ上では脱水兆候はみられていない．小児は脱水になりやすいため，水分出納バランス，食事量，飲水量の確認が必要である． ・治療としてIVIGが行われている．投与直後よりアナフィラキシーショックがみられることがあるため，IVIG実施中は心電図モニターを装着し，急変に備える必要がある． ・抗炎症作用・抗血小板作用を期待し，アスピリン内服も開始しているため，副作用である出血傾向，喘息発作，肝障害について注意を必要とする． ・カウプ指数は14.9と正常範囲内である．身長・体重も50パーセンタイル値あたりであり，順調に成長している．
子どもの生活・セルフケアの状況 ・基本的生活習慣の自立の状況は，更衣や歯磨きなどは自分自身で実施できるが母親が手伝うこともある ・定期予防接種済 ・普段は保育所に通園しており，すべり台，ジャングルジムなど，からだを動かす遊びが大好き ・利き手ではない左手に持続点滴確保・シーネ固定	・基本的生活習慣の獲得は，年齢相応で問題なし ・予防接種状況には問題はないが，治療としてIVIGを実施しており，年齢的には日本脳炎ワクチン接種期間が近いため，退院後の予防接種について家族に指導が必要となる． ・普段は保育所に通園しており，活発に遊んでいる男児である．アスピリンは退院後も内服するため，出血傾向となる可能性があること，一方で後遺症がなければ過度な行動制限は不要なこと，ライ症候群の発症予防についての指導も必要となる．

子どもの認知・思考	・年齢：B君3歳6カ月 ・入院への認識：川崎病の疑いがあるという説明を受け，入院の支度もないまま大きな病院に緊急入院 ・入院中の様子：B君「薬はいやだ！いやだ！」，内服に30分程度かかる状態．母親「普段の風邪薬はいやがりながらも，お水で飲んでくれるのに」．看護師の訪室によってベッド上で暴れる，点滴ルートが本人や掛け布団などにひっかかることもある	・入院に対する認知：緊急入院のため，準備のないまま入院することになり，さらに点滴確保をされる，内服を強いられるなどの恐怖・不安を感じていると考えられる．加えて，内服拒否や，体動によって点滴ルートの抜去のリスクもあり，入院や治療の必要性について説明し，納得を得ることが必要である．3歳児はピアジェの認知発達理論では前操作段階にいる．そのため，ごっこ遊びなどを通して，入院や治療に関してプレパレーションを実施する必要がある．
家族の状況	・付き添い状況：2週間の入院中は母親が付き添い ・母の認識：インターネットで川崎病の後遺症やアスピリンの副作用について検索しており，冠動脈瘤や内服に関して心配している ・家族構成：父親（30歳，自営業），母親（30歳，介護士．短時間勤務を利用中），妹（1歳6カ月，未就園児）の4人家族．入院中は隣市在住の母方祖母が家に行き，妹の世話をしてくれることになっている	・B君の両親は共働きであるが，今回の入院では母親が仕事を休み，付き添いしている．妹は母方祖母が世話をしてくれ，家族内での役割変容が行われている．しかし，川崎病での入院は2週間であるため，母親の付き添い入院に伴う疲労，また母親不在による妹の不安などに対応することも検討しなければならない． ・母親は川崎病の後遺症である冠動脈瘤について不安を抱いている．また，B君が内服を拒否している様子についても不安を抱いており，川崎病に関する正確な情報の提供および小児の内服方法の提案などを通して，不安の軽減に努めなければならない．

4）看護問題・共同問題の明確化と根拠

CP1　心血管系合併症のリスク

　川崎病の治療の最大の目的は，早期に血管炎を鎮静化し，冠動脈瘤の発生を抑制することである．そのため，免疫グロブリンおよびアスピリンの投与を確実に実施することが最重要となる．

#1　全身血管の炎症に関連した高体温

　川崎病は各種炎症性サイトカインが誘因となり全身の血管炎が生じる疾患であり，多くの場合高体温となる．免疫グロブリン投与後48時間で解熱することが多いが，B君は熱性痙攣の既往があるため，解熱に向けたかかわりに加えて痙攣の観察および対応への備えが必要である．

#2　発汗および不感蒸泄上昇に関連した脱水のリスク

　B君は急性期にあり，4日間高体温が持続している．このことから発汗量・不感蒸泄が増加している．加えて，体温が上昇すると代謝が上がり，水と酸素の消費量が増加するため，脱水になりやすい．また，イチゴ舌などの口腔内の状態によっては飲食を拒否し，経口による水分摂取がさらに不足する可能性もある．したがって，脱水を予防する対応が求められる．

#3　後遺症やアスピリンの副作用である出血に関する母親の不安

　母親は川崎病に関する情報をインターネットから得ている．このような情報は信頼できるものもあるが，信頼性が担保されていない情報や不安を煽るようなインターネット記事も存在している．母親が間違った理解をしたまま退院後にも不安が強く残っていると，過度に子どもの行動を抑制してしまい，子どもの身体的発達の機会が失われる可能性が考えられる．川崎病は後遺症がなければ，アスピリン内服中であっても基本的には退院後の生活に行動制限は設けない．そのため退院後を見据えて，正確な情報提供を行い，これらの不安を払拭させ，退院後の生活の過ごし方（予防接種の方法を含む）について説明する準備を早期に進めることが重要である．

#4　環境の変化・治療，および各種検査に関するB君の不安

　B君は緊急入院となり，本人の納得のいかないまま入院生活が開始された．入院時には点滴が確保されるため，疼痛を伴う治療がなされる．加えて，採血，心電図モニターの装着，心エコーやX線検査などが次々と行われ，本人の不安は強いことが考えられる．冠動脈瘤が生じてしまうと瘤内の血流速度の減少がみられ，川崎病による血液凝固機能の亢進とあわさり血栓が形成され，ひいては心血管系合併症が生じてしまう．また，退院後にも血液凝集抑制を目的にアスピリンの内服を継続しなければならない．加えて，川崎病による心臓血管後遺症（発症後1カ月以上継続する冠動脈拡張）が残ると，今後，冠動脈イベントリスクを抱えて生活することになるため，急性期から退院後および本人の将来を見据えて，本人と家族が治療を継続できるような支援を提供する必要がある．さらに，この不安は急性期に行われる治療に対する主体性を低下させるだけでなく，子どもの自尊心の低下を招く可能性があるため看護介入が必要となる．

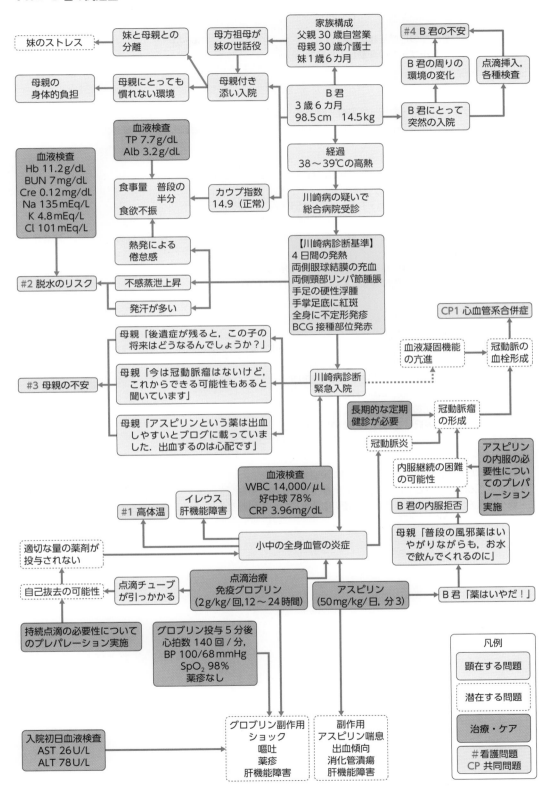

5）看護計画

共同問題：**CP1**　心血管系合併症のリスク
看護目標：①冠動脈瘤の形成を起こさない 　　　　　②バイタルサインの変動がみられない
看護計画

【OP】
- バイタルサイン（体温・血圧・脈拍数・呼吸数・SpO_2）
- 川崎病主症状（両側眼球結膜の充血，口唇症状，両側頸部リンパ節腫脹，手足の硬性浮腫，不定形発疹，BCG接種部発赤）
- 表情，活気，機嫌
- 呼吸状態（呼吸音，呼吸様式，努力呼吸の有無，チアノーゼの有無）
- 循環状態（心電図，心エコー，心胸郭比）
- 血液データ（WBC・Plt・Hb・T-Bil・TP・AST・ALT・CRP）
- IVIGの副作用（アナフィラキシーショックの有無）
- アスピリンの副作用（Hb値，APTT，下血の有無などの出血傾向の有無，喘息症状の有無，消化器症状の有無，肝障害の有無）
- B君の入院・治療・検査に対する態度，反応，理解の内容
- ベッド上の環境（不要な物の有無，転倒の要因を除去する）

【TP】
- バイタルサインを測定する
- 医師の指示に応じた与薬を行う
- 輸液管理を行う：輸液量，輸液速度（IVIG投与中は流量の変更を確認），輸液ルートの異常の有無，輸液ポンプの作動状況，刺入部の異常の発見と対処
- 自己抜去防止のためにシーネ固定の苦痛を緩和する
- 自己抜去防止のための環境整備を行う
- 内服介助や内服確認を実施する
- B君に内服方法を選択してもらうための援助を行う
- B君が内服を継続できる動機づけになるような工夫について家族と話し合う

【EP】
- 異変時はただちに報告するように母親に説明する
- 絵本・ごっこ遊びなどを用いて入院・治療・検査に関する説明を行う
- 親へ内服方法，入院中～退院後の検査の必要性について説明する

看護問題：#3　後遺症やアスピリンの副作用である出血に関する母親の不安

看護目標：①母親の不安が軽減した言動がみられる
　　　　　　②母親が行動抑制の基準，出血の観察方法，予防接種の留意点を述べることができる

看護計画

【OP】
・冠動脈瘤の有無（心エコー，心胸郭比）
・出血傾向の有無（Plt，消化管出血の有無，鼻出血の有無，皮下出血の有無など）
・アスピリンの内服状況
・母親の川崎病に関する知識の有無および程度
・アスピリン内服の理由に対する母親の理解度
・川崎病の管理法（行動抑制の必要性，出血の観察方法，予防接種）に対する母親の理解度
・予防接種状況
・B君の発達の程度
・B君の遊びの内容
・B君の普段の生活状況（自宅・保育園での過ごし方）

【EP】
・母親の理解度に応じて，川崎病について説明する
・行動抑制について医師から説明を受けることができるよう調整する（リスク分類によって説明内容を変える，場合によっては学校生活管理指導表を用いた説明を実施する）
・過度な行動抑制はB君の身体的・認知的発達に影響することについて説明する
・アスピリンの副作用の観察方法を説明する
・アスピリン内服を継続してもらうよう説明する
・退院前には予防接種のスケジュールについて母親と話し合う

事例 **3** ファロー四徴症の心内修復術を受けた1歳5カ月の子ども

1）事例紹介

C君，1歳5カ月の男児．父親（33歳，会社員），母親（33歳，主婦），姉（4歳，幼稚園年少）の4人家族．甘えん坊で人見知り．定頸3カ月，寝返り6カ月，お座り9カ月，歩行開始1歳4カ月．アレルギーなし．スケジュールに沿って予防接種済．

（1）入院までの経過

在胎週数38週5日，身長48cm，体重2,800g，普通分娩で出生した．生後1日目に心雑音があり，ファロー四徴症と診断された．チアノーゼは強くなく，外来通院で経過を観察していた．生後5カ月頃より啼泣時チアノーゼが出現するようになったため，β遮断薬と鉄剤の内服治療を続けていた．

（2）入院後～手術・ICUまでの経過

母親に抱っこされ，小児病棟に入所．不安そうに辺りを見回し，看護師が話しかけても母親の後ろに隠れ，目を合わせようとしない．

入院時，身長76.5cm，体重9,800g．体温36.8℃，脈拍110回/分，呼吸25回/分，血圧102/60mmHg，SpO$_2$ 80〜85％．心雑音あり．発汗あり．口唇，爪床にチアノーゼあり．ばち状指あり．肺雑音なし．咳嗽なし．ぐずるとチアノーゼの増強がみられる．

入院2日目に心内修復術（心室中隔欠損のパッチ閉鎖術と右室流出路狭窄の解除術）を施行．手術時間5時間10分，体外循環2時間50分，大動脈遮断90分10秒．人工心肺離脱に問題はなく，術後はICUに入室．CVP 9〜10mmHg．尿は1〜2mL/kg/時で流出あり．術直後，房室ブロックがみられたが，その後は不整脈の出現なし．術後1日目の昼に人工呼吸器から離脱．術後3日目に心嚢縦郭ドレーン抜去．術後4日目に左右胸腔ドレーン抜去．尿道留置カテーテル抜去．ドレーン類抜去時は啼泣大．術後5日目にICU退室となる．

（3）小児病棟に戻ってからの経過

小児病棟転棟時，体温37.6℃，脈拍120回/分，呼吸30回/分，血圧90/50mmHg，SpO$_2$ 98％．口唇，爪床色ともに良好，四肢冷感なし．右肺上葉に雑音あり．湿性咳嗽あり．努力呼吸なし．腸雑音やや弱めで，ICU入室中排便なく，腹部膨満感あり．酸素カニューレを0.5L/分で投与中．創部のガーゼ汚染なし．左手背より末梢持続点滴中（ソリタT3号10mL/時）．利尿薬と抗菌薬を内服中．

術後2日目より水分開始となり，その日の昼から食事も開始されるが，あまり食べたがらず，プリンやヨーグルトしか食べていない．またたびたび，嘔吐がみられていた．現在の体重は8,500g．水分400mL/日に制限されており，水分を欲しがり時折ぐずっていた．

C君は看護師の声かけには，反応が薄く表情も乏しいが，バイタルサイン測定や更衣には，いやがることはなく協力的な様子がみられる．臥床しようとしていることが多い．面会に来た母親は，「ICUの看護師さんにも『おとなしいですね』って言われたのですけれど，普段はもっと活発な子なんです．手術してからなんだかいつもと様子が違うんです」と話している．

2）疾患のポイントと看護

　ファロー四徴症とは，肺動脈狭窄，心室中隔欠損，大動脈騎乗，右室肥大の4つを特徴とする先天性心疾患である．正常な心臓では，全身を回った酸素量の少ない静脈血は，大静脈から右心房→右心室→肺動脈と流れるが，ファロー四徴症では，肺動脈狭窄と心室中隔欠損のため，右心室から肺動脈への血流が減少し，静脈血は右心室から左心室を通り大動脈へ流れ込むことによりチアノーゼが生じる．おもな症状はチアノーゼの他に，多呼吸，息切れ，ばち状指があり，とくに啼泣時などにチアノーゼが増悪する無酸素発作には注意が必要となる．重症度は肺動脈狭窄の程度によって異なり，狭窄が強い場合や内科的に無酸素発作のコントロールが難しい場合は，短絡手術（Blalock-Taussigシャント）を行い，その後二次的に心内修復術を行う．狭窄が強くなければ，成長を待って1歳前後で一次的な心内修復術を行う．

　看護では，手術前は無酸素発作の予防，手術後急性期から回復期は心不全の管理，回復期から退院期は家族に対する退院指導（内服管理や感染予防）が重要となる．また一般に心内修復術後の予後は良好で30年生存率は95%にのぼる[1]が，長期生存に伴い肺動脈弁閉鎖不全や右心不全，不整脈などが出現する可能性があるため，小児期から成人期を見据えた長期的な支援が必要となる．

〈文献〉

1）中川直美（2020）：Fallot四徴症．小児内科，52（増刊号）：264-268．

3）アセスメント内容

<table>
<tr><th colspan="2">情　　報</th><th>分析・判断</th></tr>
<tr>
<td rowspan="2">身体の生理的・機能的な状況</td>
<td>
・診断名：ファロー四徴症
・在胎週数38週5日，身長48cm，体重2,800gで出生
・既往歴：生後1日目に心雑音があり，ファロー四徴症と診断された．生後5カ月頃よりβ遮断薬と鉄剤を内服．アレルギーなし
・定頸3カ月，寝返り6カ月，お座り9カ月，歩行1歳4カ月
【術前の状態】
・1歳5カ月，身長76.5cm，体重9,800g
・体温36.8℃，脈拍110回/分，呼吸25回/分，血圧102/60mmHg，SpO_2 80〜85%．心雑音（＋）．発汗（＋）．口唇，爪床にチアノーゼ（＋）．ばち状指（＋）．肺雑音（－）．咳嗽（－）．ぐずるとチアノーゼの増強（＋）
・検査データ：WBC 9,200/μL，RBC 650×10^4/μL，Hb 16.5g/dL，Ht 50.5%，TP 7.0g/dL，Alb 4.6g/dL，BUN 10mg/dL，Na 140mEq/L，K 4.5mEq/L，Cr 0.4mg/dL，CRP 0.1mg/dL，pH 7.36，PO_2 78mmHg，PCO_2 40mmHg
・胸部X線写真：木靴心．CTR 55%．心電図：洞調律，右軸偏位，右室肥大を示す．心エコー検査：右心室圧と左心室圧は等しく両方向性シャントを認める
</td>
<td>
・ファロー四徴症では，慢性的な低酸素状態の影響で標準より小さめの発育であることもあるが，C君はカウプ指数17.42（正常），身長・体重ともに10パーセンタイルから90パーセンタイルに位置しており，身体発育には問題ない．
・寝返りやお座り，歩行の発達は年齢に比べややゆっくりである．母親が低酸素発作を心配し，活動を制限していたことが影響していると考えられる．
・ファロー四徴症のため，術前は低酸素血症となっている．そのためチアノーゼやSpO_2，酸素分圧の低下が出現していた．
・術前は風邪様症状なく，腎機能や栄養状態，電解質バランスも問題ない．手術を受けられる状態であったと判断する．
・術前はRBC，Hb，Htともに上昇し多血であるが，赤血球指数を求めると小球性低色性貧血である．貧血は低酸素発作の誘因になるため鉄剤を内服していた．
・心内修復手術は人工心肺下で心停止の状態で行われるため，術後は心機能が低下する．加えてファロー四徴症では，術後血行動態
</td>
</tr>
</table>

身体の生理的・機能的な状況	**【術中～ICU 退出までの状態】** ・心内修復手術（心室中隔欠損のパッチ閉鎖術と右室流出路狭窄の解除術）を施行．手術時間 5 時間 10 分，大動脈遮断 90 分 10 秒．人工心肺離脱に問題はなし．術後は ICU に入室 ・CVP 9～10 mmHg．尿は 1～2 mL/kg/時で流出あり ・不整脈出現なし ・術後 1 日目に人工呼吸器から離脱．術後 3 日目に心嚢縦郭ドレーン抜去．術後 4 日目に左右胸腔ドレーン抜去．尿道留置カテーテル抜去．ドレーン抜去時啼泣大．術後 5 日目に ICU 退室 **【小児病棟転棟後の状態】** ・体温 37.6℃，脈拍 120 回/分，呼吸 30 回/分，血圧 90/50 mmHg，SpO₂ 98%．右肺上葉に雑音あり．湿性咳嗽あり．努力呼吸なし．口唇，爪床色ともに良好，四肢冷感なし ・体重 8,500 g ・酸素カニューレを 0.5 L/分 ・腸雑音弱め．ICU 入室中排便なし，腹部膨満感あり ・創部のガーゼ汚染なし ・転棟後は臥床がち ・末梢持続点滴中（ソリタ T3 号 10 mL/時） ・術後 2 日目より水分開始，水分制限 400 mL/日 ・水分を飲みたがり時折ぐずる ・利尿薬，抗菌薬を内服中 ・食欲なし（プリン，ヨーグルトのみ），嘔吐あり（少量） ・検査データ：WBC 12,000/μL, RBC 480×10⁴/μL, Hb 12.0 g/dL, Ht 42%, TP 6.8 g/dL, Alb 4.0 g/dL, BUN 13.5 mg/dL, Na 138 mEq/L, K 4.0 mEq/L, Cr 0.48 mg/dL, CRP 0.65 mg/dL ・心エコー検査：心室パッチからの血液の漏れなし．心収縮良好	が変化し，肺血流量が増加することで，もともと低形成だった左室が容量負荷となる．また右室流出路拡大による右室切開により右室の機能が低下する．さらに VSD 閉鎖により右室の容量負荷も加わり，両心不全に陥りやすい．そのため，利尿薬の投与や水分制限が行われている．また C 君は幼児期前半のため苦痛を啼泣で表現するが，啼泣は心負荷となるため安静を促す（泣かせない）援助も重要となる． ・術直後から ICU 退室までは大きなトラブルなく順調に経過していると判断するが，新しい血行動態に順応するためには時間を要するため，小児病棟転棟後も引き続き，心不全症状出現に注意が必要である． ・術後は肺血流が増加するため肺うっ血となり分泌物が増加しやすい．現在，右肺上葉に雑音や湿性咳嗽があり臥床がちに経過していることから無気肺などの呼吸器合併症を起こす恐れがある． ・ドレーン類は順調に抜去されたが，手術創がある．現在，感染兆候を示す症状やデータはないが，術後は免疫能が低下するため感染には注意が必要である．また C 君は，手術の侵襲や活動制限の影響からか腸雑音が弱く嘔吐がみられ，食事摂取量が減少している状態にあることから，今後栄養状態が悪化すると感染のリスクがさらに高まる可能性がある．

子どもの生活・セルフケアの状況	【C君の日常の様子】 ・食事：大人と同じものを3食摂取. おにぎりを手づかみで食べる ・排泄：排尿6〜7回, 紙おむつを使用. 便は1〜2日に1回, 普通便がある ・睡眠：20時から7時. 母親の添い寝で入眠. 午後に1〜2時間午睡している ・遊び：母親と姉と近くの公園によく出かけるが, 無酸素発作を心配する母親が, C君を抱っこすることが多く, 走り回ることは少なかった. ミニカーが好き ・清潔：姉の真似をして歯ブラシを使いたがる. 母親が仕上げ磨きをしている. 毎日母親と入浴している ・予防接種の状況：スケジュールに沿って接種済 ・母親を中心にC君の手術に向けて, 無酸素発作を予防し, C君が上気道感染症にかからないようにしてきた ・母親「退院した後はどんなことに気をつけていけばいいのでしょうか…」	・無酸素発作を心配する母親により活動面が制限されていたが, 基本的生活習慣の自立度は年齢相当である. 術後は, 獲得した基本的生活習慣が退行しないようC君の全身状態を見極めながら成長・発達を促していく必要がある. ・家族は, C君の心内修復術に向け必要な健康管理を実施し, 予防接種も計画的に受けている. 適切にC君の健康管理ができていると判断する. ・母親は, 退院後の健康管理に不安を抱えている可能性がある. 退院後も利尿薬の内服や, 感染予防（感染性心内膜炎や呼吸器感染症の予防）が必要なことから, 家族が不安なく自信をもってC君の健康管理や育児に取り組めるように退院指導を実施する必要がある.
子どもの認知・思考	・1歳5カ月 ・甘えん坊で人見知り ・入院時は, 不安そうに辺りを見回し, 看護師が話しかけても母親の後ろに隠れ, 目を合わせようとしない ・心内修復術後, 5日間ICUに入室 ・ドレーン類抜去時は啼泣大 ・水分制限中. 水分を飲みたがり時折ぐずる ・左手背より末梢持続点滴中 ・小児病棟転棟後は, 反応が薄く表情も乏しい. バイタルサインや更衣時はいやがることなく協力的 ・面会に来た母親は, 「手術してからなんだかいつもと様子が違う」と話している	・術後C君は, 家族との分離やICUという見慣れない環境, 水分制限や活動制限, 痛みや処置に伴う苦痛を体験した. これらの体験は, 幼児期前期にあり自分の身に起こっていることを理解することが難しく, また, もともと甘えん坊で人見知りのC君にとって身体的にも精神的にも苦痛を伴う体験であったと考える. 小児病棟転棟後も水分制限や末梢静脈ルートによる活動制限は継続されており, 心身の苦痛は心負荷の増大や成長・発達に影響を及ぼす恐れがある. ・小児病棟転棟後のC君の反応は, 小児せん妄の可能性がある. せん妄スケールを用いた評価を検討する必要がある.
家族の状況	・家族構成：父親（33歳, 会社員）, 母親（33歳, 主婦）, 姉（4歳, 幼稚園年少）の4人家族 ・父親も家事や育児に協力的である ・C君の入院中は地方に住む母方の祖母がサポートに来ている ・毎日面会あり（母親） ・母親（術後）「ICUの看護師さんにも『おとなしいですね』って言われたのですけれど, 普段はもっと活発な子なんです. 手術してからなんだかいつもと様子が違うんです…」 ・母親（術後）「水分制限はいつまで続けるんでしょうか」	・家族関係は良好である. ・姉の情報が不足している. 入院中は祖母の手助けが受けられる環境にあるが, C君の入院・手術が姉の日常生活や心理に影響を及ぼしている可能性があるため, 姉の自宅での様子や言動について情報収集する必要がある. ・母親の言動から, 術後のC君の様子や今後の経過に不安や戸惑いがうかがえる. 母親の思いを確認しながらC君の状況や今後の見通しについて情報提供し, 不安が軽減されるように援助する必要がある.

4）看護問題の明確化と根拠

CP1　心不全症状が出現する可能性

　ファロー四徴症の心内膜修復術では，人工心肺の使用や血行動態の変化，右室切開による右心機能の低下から，術後，心不全に陥りやすい．心不全症状を観察し，啼泣などにより心不全が増悪しないよう援助する必要がある．

#1　手術に伴う身体的・精神的苦痛

　家族との分離やICUという見慣れない環境，水分制限や活動制限，痛みや処置に伴う苦痛により，身体的・精神的苦痛が増大している．小児病棟転棟後も水分制限や末梢静脈ルートによる活動制限は継続されており，心身の苦痛は心負荷の増大や成長・発達に影響を及ぼす恐れがある．C君の身体的・精神的苦痛が緩和されるよう援助する必要がある．

#2　呼吸器合併症や術後感染を引き起こす可能性

　術後は，肺血流が増加するため肺うっ血となり，無気肺などの呼吸器合併症や，免疫能低下や栄養状態の悪化により術後感染を引き起こす可能性がある．呼吸状態や感染兆候について観察し，術後の合併症を早期発見・予防する必要がある．

#3　児の術後の様子や今後に対する家族の不安

　母親は術後のC君の様子や退院後も継続して必要な健康管理に不安を抱えている．母親の不安を軽減し，退院後の健康管理や育児に自信を持って取り組めるように援助する必要がある．

事例 3 C君の関連図

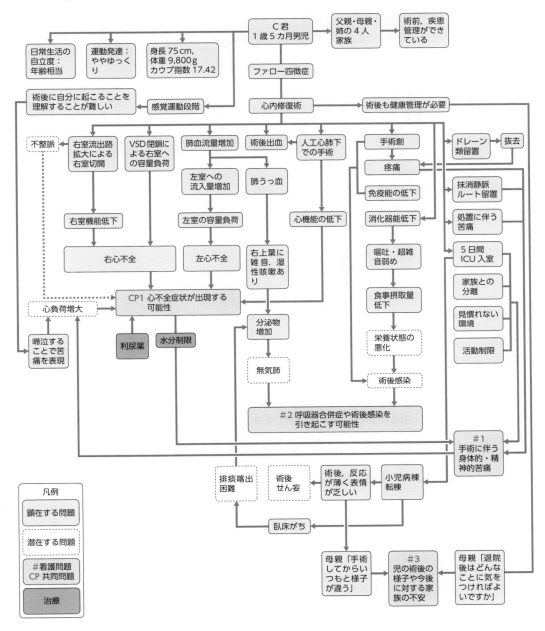

5）看護計画

看護問題：CP1　心不全症状が出現する可能性
看護目標：心不全症状が出現することなく循環動態が安定する
看護計画

【OP】
- バイタルサイン（体温・心拍数・呼吸数・血圧），SpO_2
- 多呼吸，頻脈，不整脈の有無
- 肺雑音，喘鳴の有無
- 心電図波形
- 機嫌，活気，疲労感，食欲
- 発汗，手足の冷感の有無
- 体重，尿量，輸液量，水分量，水分出納バランス，浮腫
- 便回数，性状，量
- CTR，胸水の有無

【TP】
- 啼泣時は抱っこするなどし，啼泣が続かないようにする
- 家族面会時にはスキンシップを促す．またその際は，ルートトラブルが起こらないように注意する
- 必要な処置や援助はC君の生活リズムを考慮し，一度に手早く実施する
- 保育士と連携し，安静が保たれるようC君の好きな遊びを提供する
- 水分制限の指示に従い，1日のうちで摂取する時間（食事や処置時，就寝前等）や1回の水分量を検討する
- 遊びを活用し水分摂取に対する気をそらす
- 便秘時は腹部マッサージや緩下剤の投与を検討する
- 与薬や輸液管理を確実に実施する

看護問題：#3　児の術後の様子や今後に対する家族の不安
看護目標：①不安や思いを表出できる **　　　　　②退院後に必要な健康管理について理解できる**
看護計画

【OP】
- 治療やC君の様子に対する疑問や不安，退院や今後への思い
- 家族の疲労の程度や生活状況
- 面会時のC君への接し方，家族の発言，表情
- 退院指導に対する理解度，質問内容

【TP】
- 面会時は，C君の様子を伝え，日々の回復を実感できるようにする．母親の意向を確認し，日常のケアを一緒に行う
- 家族の訴えをよく聞き，不安を表出しやすいように環境を整える

【EP】
- 医師と連携し，治療内容（水分制限や内服等）やC君の状況，今後の見通しについて説明する
- 医師から説明がある際は同席し，理解度の確認や内容のフォローを行う
- 小児病棟転棟後は，退院に向けた指導（内服管理や感染予防）を行い，退院後の生活がイメージできるようにする．また指導時は父親も参加できるように調整する

急性糸球体腎炎を発症した9歳の子ども

1）事例紹介

（1）本人の普段の生活・家族構成など

　D君，9歳（小学4年生）の男児．父親（48歳，会社員），母親（42歳，会社員），兄（16歳，高校1年生），姉（14歳，中学2年生）の5人家族である．母方の祖父母は徒歩5分ほどの所に住んでおり，普段から交流がある．D君は水泳教室に通っており，普段から活発である．両親の帰りが遅いときは，兄や姉と一緒に祖父母宅で食事をしている．食事は何でもよく食べ，牛乳が好きで1日1Lは飲んでいる．基本的生活習慣は自立しており，何でも自分から行う．

（2）現病歴

　2週間前に兄が発熱と咽頭痛で受診し，A群β溶血性連鎖球菌（以下，溶連菌）感染と診断された．兄の受診の2日後くらいに，D君も発熱と咽頭痛があったが，元気もありすぐに症状は消失したため受診はしていなかった．

　入院2日前の朝から，起床後D君の顔がむくんでいるような印象があったが，それ以外はとくに症状がなく，過ごしていた．入院前日，学校から帰宅後にD君が「おしっこの色が変だった」と話し，顔のむくみがあまり改善していない様子があった．翌日の朝，顔のむくみは前日よりひどく，とくに上まぶたが腫れぼったくなっていた．念のため母親が排尿を確認したところ，排尿は少量で血尿があったため，近医を受診し，急性糸球体腎炎の診断で入院となった．

　入院時，身長135cm，体重35kgでいつもの体重は大体33kg前後とのことである．バイタルサインは，体温37.2℃，脈拍88回/分，呼吸22回/分，SpO_2 98％，血圧138/82mmHg，顔面・眼瞼・下腿の浮腫があり，活気はない．問いかけには反応があるが，自ら話す姿はない．側臥位で過ごしており，ゲームなどもしていない．

　血液データは，WBC 17,000/μL，RBC 440×10^4/μL，Ht 41.0％，Hb 13.6g/dL，AST 35U/L，ALT 24U/L，TP 6.7g/dL，Alb 4.0g/dL，BUN 23mg/dL，Na 140mEq/L，K 3.8mEq/L，Cl 104mEq/L，Ca 9.2mg/dL，Cr 0.62mg/dL，CRP 3.3mg/dL，C3 11mg/dL，C4 21mg/dL，ASO 450IU/mLであった．

　尿検査時の排尿少量，尿潜血（＋）尿蛋白（＋）．

　治療は，ベッド上安静（トイレ歩行は可，入浴やシャワー浴は不可），水分制限（経口水分600mL/日＋尿量（mL）），食事制限（食塩0g/kg/日，総エネルギー量1,200kcal/日），フロセミド注射液1回1mg/kg投与，体重測定（毎朝），蓄尿と毎回の尿量測定，血圧は1日3検となった．

　医師から，検査の結果，溶連菌感染後の急性糸球体腎炎であること，治療などについて説明があった．母親は，「顔がむくんでる気がしたんですけど，元気だったから大丈夫だなって思ったんです」「いつもおしゃべりだから，しんどいんですね，きっと」「あんまり普段から痛いとかも言わないんです」と話した．

　母親は，仕事の都合で数日は付き添いができるが，その後は夕方の面会になり，日中，父親がときどき面会に来ることもできるとのことであった．

2）疾患のポイントと看護

　糸球体腎炎は，糸球体に炎症が起こった状態である．免疫反応により形成された免疫複合体が糸球体に沈着し，糸球体障害が起こる．小児の糸球体腎炎の多くは，溶連菌感染後急性糸球体腎炎である．溶連菌感染後急性糸球体腎炎では，溶連菌の菌体抗原成分と，溶連菌抗原から抗体産生された免疫複合体が糸球体に沈着し，急性糸球体障害が起こる．糸球体障害により血尿，蛋白尿が増加する．また，糸球体濾過量が減少し，尿中ナトリウム排泄の低下から水，ナトリウムが貯留し，血尿，乏尿，蛋白尿，浮腫，高血圧といった症状を引き起こす．

　本事例は，急性糸球体腎炎により血尿，浮腫，高血圧が生じ，急性期の乏尿期にある．乏尿期の合併症には高血圧性脳症や心不全がある．これらの合併症の早期発見とともに症状による苦痛，安静や水分・食事制限といった生活の変化によるストレスへの看護が重要となる．また，D君は学童期であり，日常生活行動は自立し，認知機能の発達から自身に起こっていることや状況を理解し，表現することが可能である．D君とのコミュニケーションを通じて，患児の理解度を把握し，理解度に合わせたかかわりを行うことが重要となる．

3）アセスメント内容

	情　　報	分析・判断
身体の生理的・機能的な状況	・診断名：溶連菌感染後急性糸球体腎炎 ・既往歴：風邪などでクリニックなどの受診はあるが，入院歴なし ・現病歴：入院2日前の朝から起床後顔面浮腫あり，それ以外の症状がなく経過観察．入院前日，学校から帰宅後本人より血尿の訴えあり．顔面浮腫は改善していない様子．翌日の朝，顔面浮腫は前日よりひどく，眼瞼浮腫あり．母親が排尿を確認にて，排尿少量で血尿があったため近医を受診し，急性糸球体腎炎の診断で入院となった ・体温 37.2℃ ・循環：脈拍 88回/分，血圧 138/82mmHg ・呼吸：呼吸 22回/分，SpO₂ 98% ・血液データ：WBC 17,000/μL，RBC 440×10⁴/μL，Ht 41.0%，Hb 13.6g/dL，AST 35U/L，ALT 24U/L，TP 6.7g/dL，Alb 4.0g/dL，Na 140mEq/L，K 3.8mEq/L，Cl 104mEq/L，Ca 9.2mg/dL，CRP 3.3mg/dL，C3 11mg/dL，C4 21mg/dL，ASO 450IU/mL ・尿量は少量，肉眼で血尿確認 ・尿検査：尿潜血（＋），尿蛋白（＋） ・腎機能血液データ：BUN 23mg/dL，Cr 0.82mg/dL ・入院時の身長：135cm，体重：35kg　いつもの体重はだいたい33kg前後，入院中は毎朝体重測定 ・入院前は，何でもよく食べていた．入院後は，食事制限（食塩0g/kg/日，総エネルギー量1,200kcal/日）	・溶連菌による先行感染から急性糸球体腎炎を発症し，入院となった．溶連菌感染後急性糸球体腎炎により，血尿，乏尿，蛋白尿，浮腫，高血圧の症状があり，症状が続くことで高血圧性脳症，心不全の合併症の危険がある．そのため，安静，水分や食事制限，利尿薬の投与が行われている． ・炎症反応があり，体温の上昇がみられる． ・呼吸状態に問題はみられない． ・尿量減少，血尿があり，BUN，Crの上昇から糸球体濾過量が減少している状態である．利尿薬の投与もあり，尿量と水分摂取量から確実に水分出納バランスを把握しなければならない． ・入院前の体重から+2kgであることから糸球体障害のため糸球体濾過量の減少，乏尿となり，水，ナトリウムの貯留を呈していると考えられる． ・現在の体重でのローレル指数は142.2，入院前の体重を33kgとした場合も134.1で身体発育に問題はなし． ・運動器の発達に問題はないが，治療としてベッド上安静である．現在浮腫があり，皮膚が脆弱になることも考えられる．

	・水分：普段は，牛乳が好きで1日1Lは飲んでいる．入院後は水分制限により経口水分600mL/日＋尿量（mL） ・運動器の発達は問題なし ・治療：ベッド上安静（トイレ歩行は可，入浴やシャワー浴は不可），フロセミド注射液1回1mg/kg投与	
子どもの生活・セルフケアの状況	・基本的生活習慣は自立しており，何でも自分から行う ・入院時の尿検査時の排尿は自分で採尿可能．入院中は蓄尿と毎回の尿量測定 ・トイレ歩行は可，入浴やシャワー浴は不可 ・外出後の手洗い，うがいは時々忘れることがある．母や祖母に促されて行うことも多い ・入院中の活動の様子：活気なく，問いかけには反応があるが，自ら話す姿はない．側臥位で過ごしており，テレビを見ているがゲームなどはしていない．母親は「いつもおしゃべりだから，しんどいんですね，きっと」と話す．点滴は，持続点滴はなく，左手背に留置のみ ・はじめての入院である．医師の説明は，D君も一緒に聞いている ・数日は母親の付き添いがあるが，その後母親は夕方の面会になり，日中，父親がときどき面会に来ることができる	・基本的生活習慣の自立状況は年齢相応で問題なし． ・蓄尿と毎回の尿量測定が必要である．D君は自ら採尿可能であるが，倦怠感が強い場合や母親の不在時は介助を行うことなどを説明し，確実に尿量を把握しなければならない． ・治療としてベッド上安静であるが，倦怠感から活動は少ない． ・医師の説明を母親と一緒に聞いていたが，現時点ではどのくらい疾患について理解できているかは不明である．認知機能の発達から自身に起こっていることや状況を理解し，表現することは可能であると考えられる．
子どもの認知・思考	・母親より「いつもおしゃべりだから，しんどいんですね，きっと」「普段からあんまり『痛い』とかも言わないんです」とのこと ・母親，看護師からの問いかけには答えるが，それ以外は黙っていることが多い ・医師の説明では，入院期間は少し長くなるかもしれないことが伝えられている ・母親には「学校の勉強，溜まるね」「学校休むのいやだな」と話している ・顔面，眼瞼浮腫，下腿の浮腫があり，「動かしにくい気もするけど」と話す	・はじめての入院であり，入院期間の長期化も想定されている．症状による苦痛とともに治療により制限のある生活となり，ストレスとなっている．また，入院により学校に行けないことでの心配があり，ストレスになると考えられる． ・浮腫により活動のしにくさがあるが，現時点ではボディイメージの変容にまでは至っていないと考えられる．
家族の状況	・家族構成：父親（48歳，自営業），母親（42歳，会社員），兄（16歳，高校1年生），姉（14歳，中学2年生）の5人家族 ・母方の祖父母は自宅から徒歩5分ほどの所に住んでおり，普段から交流がある ・母親は仕事の都合で付き添いは数日間，その後は夕方の面会になる．日中，父親がときどき面会に来る ・母親「顔がむくんでる気がしたんですけど，元気だったから大丈夫だなって思ったんです」 ・医師の説明について，母親は「入院が長くなるんですね．いろいろ心配です．早くよくなってほしいです」	・D君は学童期であり，基本的生活習慣は自立しているが，現在は日常生活への支援が必要な状況である．母親の付き添いは数日間であるが，日中父親の面会も可能なため，家族で協力が得られる状況であるといえる．また，母方祖父母のサポートも得られると考えられる． ・入院期間の長期化が想定されることや仕事の都合で付き添いが数日間の予定であることから，母親は疾患や治療について不安や心配があると考えられる．

4）看護問題・共同問題の明確化と根拠

CP1　急性糸球体障害による循環血液量増加に伴う高血圧，心不全からの合併症のリスク

　溶連菌による先行感染から急性糸球体腎炎を発症し，急性糸球体障害から血尿，蛋白尿がみられている．また，糸球体濾過量の減少により乏尿となり，浮腫，循環血液量の増加から高血圧がみられる．このまま症状が続くことで高血圧性脳症，心不全の合併症の危険があり，症状の観察とともに安静や食事・水分制限が守られることが重要である．D君は学童期であり，認知機能の発達から自身に起こっていることや治療について理解することができると考えられ，協力が得られるようなかかわり方が必要である．

#1　入院，症状や治療による制限のある生活によるストレス

　はじめての入院であり，入院期間の長期化も想定されている．倦怠感があり活動量は少なく，安静や水分・食事制限に加え，体重測定や蓄尿，尿量測定などを行わなければならない．これらは制限のある生活となり，ストレスになると考えられる．また，入院により学校に行けないことでの心配があり，ストレスになると考えられる．D君の協力が得られるようなかかわりとともにD君の気持ちが表現できるようなかかわりが必要である．また，家族の協力を得ながら継続的に学校とのつながりをもてるような援助が必要である．

#2　入院，症状や治療による母親の不安

　入院期間の長期化が想定され，仕事の都合で付き添いが数日間の予定であることから，母親は疾患や治療について不安や心配があると考えられる．母親が不安や心配なことを具体的に表現できるように面会時はかかわる時間をもち，母親不在時のD君の様子を看護師から伝えたり，D君自身が家族に自分の様子を伝えられたりするようにかかわるなどの援助が必要である．また，必要時医師からの説明が受けられるよう調整を行うなどの援助が必要である．

事例 4　D君の関連図

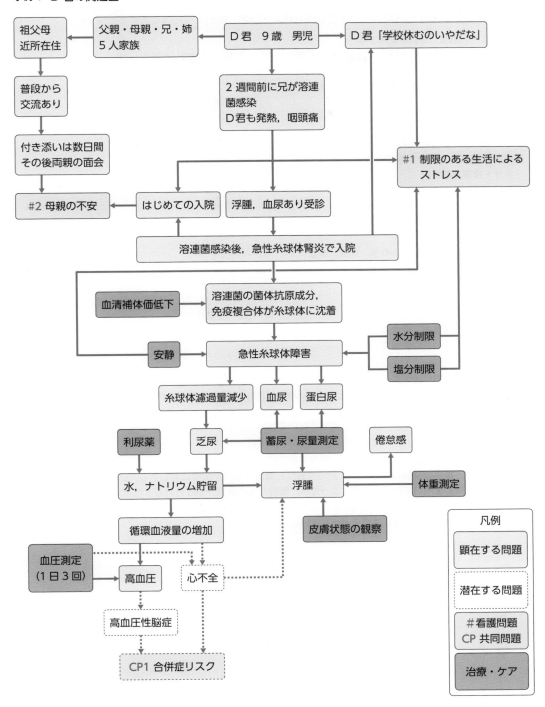

祖父母
近所在住

父親・母親・兄・姉
5人家族

D君　9歳　男児

D君「学校休むのいやだな」

普段から
交流あり

2週間前に兄が溶連
菌感染
D君も発熱，咽頭痛

#1 制限のある生活による
ストレス

付き添いは数日間
その後両親の面会

#2 母親の不安

はじめての入院

浮腫，血尿あり受診

溶連菌感染後，急性糸球体腎炎で入院

血清補体価低下

溶連菌の菌体抗原成分，
免疫複合体が糸球体に沈着

安静

急性糸球体障害

水分制限

塩分制限

糸球体濾過量減少

血尿

蛋白尿

利尿薬

乏尿

蓄尿・尿量測定

倦怠感

水，ナトリウム貯留

浮腫

体重測定

循環血液量の増加

皮膚状態の観察

血圧測定
（1日3回）

高血圧

心不全

高血圧性脳症

CP1 合併症リスク

凡例

顕在する問題

潜在する問題

#看護問題
CP 共同問題

治療・ケア

事例 4　急性糸球体腎炎を発症した 9 歳の子ども　　137

5）看護計画

共同問題：**CP1** 急性糸球体障害による循環血液量増加に伴う高血圧，心不全の合併症のリスク

看護目標：①循環，体温が安定する
②現在みられている症状（血尿，乏尿，蛋白尿，浮腫，倦怠感）が悪化しない
③心不全症状がみられない
④安静，水分・食事の制限を守ることができる

看護計画

【OP】
・バイタルサイン測定（体温，呼吸，脈拍，血圧，SpO_2）
・尿量（1回量，蓄尿），尿の性状
・水分・食事摂取状況
・水分出納バランス
・浮腫の有無と部位
・体重
・頭痛の有無と程度
・腹痛，下痢，便秘，嘔吐の有無，回数，程度
・活動状況，睡眠状況
・皮膚状態
・感染徴候
・血液検査所見（ASO・ASK，C3・C4・CH50，BUN・Cre（腎機能低下））
・尿検査所見（尿蛋白，尿沈査，尿潜血）
・疾患，治療についての理解度

【TP】
・体重測定は毎日同じ時間に行う
・安静を守りながらD君自身でできる日常生活行動（食事，排泄，洗面，歯磨き，更衣など）について，D君と一緒に確認する
・安静が守られるよう，食事，排泄など母親不在の場合は介助を行う

【EP】
・頭痛や腹痛など何か症状がある場合は，母親や看護師に伝えるよう説明する
・安静，水分・食事の制限について，D君の理解度を確認する．理解度に合わせて，必要な説明を口頭やパンフレットなどを用いて行う．場合によっては，医師からの説明が受けられるよう調整を行う
・母親不在時の食事，排泄などは状況に合わせて看護師が介助を行うことを説明する
・倦怠感が強い場合は無理せず休息をとってよいことを説明する

看護問題：#1　入院，症状や治療による制限のある生活によるストレス

看護目標：①制限のある生活での不安や心配なことをD君が表現できる
②制限を守りながら，できる範囲で遊びや学習を行うことができる
③学校とのつながりをもつことができる

看護計画

【OP】
・活動（日常生活行動，遊び，学習）状況，睡眠状況
・水分・食事摂取状況
・疾患，治療についての理解度
・活気，機嫌
・家族の面会状況
・学校とのつながりの有無，程度

【TP】
・援助実施時は，D君の理解度を確認しながら説明を行い，D君の反応を確認する
・D君が思いを表出できるよう，遊びや学習の時間を意識的に確保する
・安静，水分・食事の制限が守れているとき，D君なりの工夫を行っているときは，できていることを褒め，継続できるよう援助する
・休息とのバランスを考えながら，生活リズムを意識して援助する
・学校とのつながりについて，D君の思いを確認する
・D君の思いに合わせて，学校とのつながりをもつことができるよう，家族に協力が得られるか確認する

看護問題：#2　入院，症状や治療による母親の不安

看護目標：①母親が不安や心配なことを具体的に表現できる
②母親の不安や心配が解消される

看護計画

【OP】
・母親の疾患，治療についての理解度
・母親の表情，言動，疲労
・家族の面会状況

【TP】
・母親不在時のD君の様子を伝える
・D君自身が家族に自分の様子を伝えられるようにかかわる
・医師から現在の疾患，治療の状況について説明を受けられるよう援助する
・面会時は母親や家族が気持ちを表現できるような環境調整を行う
　（母親と2人で話せる環境をつくるなど）

1）事例紹介

（1）本人の普段の生活・家族構成など

　Eちゃん，7歳2カ月の女児（小学2年生）．父親（40歳，会社員），母親（39歳，会社員），弟（4歳，保育園児）の4人家族である．発育経過は特記すべきことなし．定期予防接種済．身長121.5cm，体重23.0kg．Eちゃんは，普段は小学校に通学し，国語と音楽が好きで，下校後は好きな音楽を聴きながら過ごすことが多い．弟の面倒をよくみる，やさしいお姉ちゃんである．母方の祖父母が近所に住んでおり，週末には一緒に食事をするなどの交流がある．

（2）現病歴

　Eちゃんは3日前の起床時，咽頭痛を訴え体温37.8℃の発熱があった．その日の午前中に近医の小児科を母親とともに受診し，風邪の診断を受けて内服を3日分処方された．学校を休み，内服を続けたが体温37.3〜37.8℃の発熱と咽頭痛は持続していた．昨日の就寝時，Eちゃんから「膝が痛い」と訴えがあり，両下肢から膝にかけて，紅斑様丘疹がみられ，両膝に腫脹があった．

　本日，37.5℃の発熱，咽頭痛の持続，下肢の紅斑様丘疹と両膝痛と腫脹の他に腹痛があり総合病院を受診した．診断名は，血管性紫斑病であり，医師からは「全身性免疫反応が関与した血管炎です．1カ月以内に自然軽快する例が多いが，関節痛や腹痛など痛みがあるため，入院して治療しましょう」と説明を受け，そのまま入院となった．

　Eちゃんは，「いつまで入院するの？　いつになったら学校に行けるの？　友だちと一緒に遊びたい」と母親に聞いてきている．受診時のバイタルサインは，体温37.8℃，血圧110/62mmHg，脈拍92回/分，呼吸22回/分．採血などの処置は，母親の付き添いで泣かずにできた．「注射はチクっとしたけど頑張ったよ．偉いでしょう」と話している．

　入院後，左手背に輸液ルートが確保され，ソリタT3号が，60mL/時で持続投与となる．治療のため，しばらく絶食と安静であることを説明された．入院時の血液データは，WBC 8,300/μL，RBC 480×10^4/μL，Plt 21.5×10^4/μL，Hb 13g/dL，TP 6.5g/dL，Alb 4.0g/dL，Na 142.5mEq/L，K 4.77mEq/L，Cr 0.7mg/dL，CRP 2.4mg/dL．

　入院は，母親の付き添い入院となる．父親は仕事が忙しく面会は日曜日のみである．

2）疾患のポイントと看護

　血管性紫斑病は，アレルギー性紫斑病，アナフィラクトイド紫斑病，ヘノッホ-シェーンライン紫斑病ともよばれる，非血小板減少性の全身性免疫反応が関与した血管炎である．3〜7歳の小児に好発し，約60％で扁桃咽頭炎などの先行感染を認める．皮膚症状は，紅斑様丘疹から斑状出血斑に変化する紫斑が下肢伸側，膝に左右対称に現れる．足関節と膝関節には腫脹と関節痛がある．腹部症状は，腹痛，嘔吐，血便，下血，時に腸重積合併がみられる．紫斑の出現の2〜3週間後に20〜60％の症例で血尿・蛋白尿を認め，ごく一部に腎不全に至る例もある[1]．

　本事例は，紫斑，関節痛，腹痛などの症状があり，安静を保つことが基本的治療とな

る．症状に応じた対症療法を要するが，痛みの持続や活動制限はストレスを抱きやすいため，身体的安静と精神的安静を図れる看護が必要となる．退院後の生活については，再燃徴候や感染予防について年齢に合わせた療養管理についての看護が重要となる．

〈文献〉

1) 長澤裕美，村谷圭子 (2011)：血管性紫斑病（アレルギー性紫斑病，アナフィラクトイド紫斑病，シェーンライン－ヘノッホ紫斑病）.「新看護観察のキーポイントシリーズ小児Ⅱ」．桑野タイ子，本間昭子編，中央法規，pp434-437.
2) 龍城真衣子・他 (2015)：症候と鑑別診断.「ナースの小児科学」．佐地 勉編，改訂6版，中外医学社，pp183-186，pp193-196.

3) アセスメント内容

	情　報	分析・判断
身体の生理的・機能的な状況	・疾患名：血管性紫斑病 ・既往歴：なし ・現病歴：発熱，腹痛（疝痛），両下肢紫斑，両膝痛と腫脹で入院 ・循環：血圧 110/62 mmHg，脈拍 92 回/分 ・呼吸：呼吸 22 回/分 ・体温：37.8℃ ・点滴：ソリタT3号 60 mL/時，持続投与（1日量 1,440 mL） ・血液データ：WBC 8,300/μL，RBC 480×10⁴/μL，Plt 21.5×10⁴/μL，Hb 13 g/dL，TP 6.5 g/dL，Alb 4.0 g/dL，Na 142.5 mEq/L，K 4.77 mEq/L，Cr 0.7 mg/dL，CRP 2.4 mg/dL ・身長 121.5 cm，体重 23.0 kg ・食事：好き嫌いなく，普段は食欲あり ・排尿，排便など排泄習慣にとくに問題なし ・運動器の発達にとくに問題なし	・全身性の炎症反応により発熱，腹痛，両下肢に紫斑などがあるが，その他の一般状態は安定している． ・腹痛（疝痛）により消化器からの出血の可能性があり便潜血，下血の確認が必要である． ・栄養のデータに問題なし． ・ローレル指数 128，肥満度 0.2%，身長・体重ともに 50 パーセンタイルに位置しており，食習慣や栄養所要量など問題はないと考えられる． ・排尿・排便など自立している．左手背から点滴が持続投与されていること，腹痛が疝痛であり，両膝痛もあることからトイレへの移動に注意・支援が必要と考えられる． ・腎機能に問題はないが，紫斑病腎炎になる可能性があり血尿や蛋白尿のチェックが必要であると考えられる．
子どもの生活・セルフケアの状況	・基本的生活習慣の自立状況にとくに問題なし ・好きな音楽を聴きながら過ごすことが多い ・定期接種済み ・入院中の活動の様子：室内移動可，個室のトイレを使用．左手背に点滴ルートが刺入されシーネ固定中 ・利き手は右手	・小学2年生で，身の回りのことは母親の手を借りなくてもほとんど自分でできるようになっている．基本的な生活習慣ができていると思われるが，左手背に持続で点滴のルートが確保されていることから，生活習慣の支援が必要な場面があることが考えられる． ・腹痛（疝痛）や両膝痛があることで，睡眠や安静に影響があることが考えられる． ・必要な定期予防接種は受けており，家族が適切に子どもの健康管理ができていると考えられる．
子どもの認知・思考	・Eちゃんは，自分の体験している症状について，説明できている ・採血などの処置は，母親が付き添い，泣かずにできている．「注射はチクっとしたけど頑張ったよ．偉いでしょう」と話している ・Eちゃんは，「いつまで入院するの？いつになったら学校に行けるの？友だちと一緒に	・小学2年生のため，病名や症状についての説明はある程度理解することができ，治療に協力を得られると考えられる． ・腹痛（疝痛）や両膝痛などの痛みや腫脹，両下肢紫斑が継続することで疾患に対する不安やストレスが増強することが考えられる． ・突然の入院により，学校を休むことになり，友だち

	遊びたい」と母親に聞いてきている	関係や学習の遅れなど心配があると考えられる. ・入院して，学校を休むことはEちゃんにとってストレスになると考えられる. ・母親が付き添うことでEちゃんは，入院や治療を頑張れると考えられる. ・母親の付き添いはあるが，父親や弟と会えなくなり，寂しい思いをすることが考えられる.
家族の状況	・家族構成：父親（40歳，会社員），母親（39歳，会社員），弟（4歳，保育園児）の4人家族 ・入院中は母親が仕事を休み，付き添っている．父親は仕事が忙しく面会は日曜日のみである．母方の祖父母が近所に住んでおり，週末には一緒に食事をするなどの交流がある.	・突然の入院で母親が付き添うため，父親の役割は仕事と弟の世話へと変化する．母親は，仕事の調整や家族の生活の心配などがある．弟は，母親も仲のよい姉も不在となるため寂しい思いをすると考えられる. ・Eちゃんの入院中の弟の世話など，近所に住む母方の祖父母に協力を得ることができると考えられる. ・母親はEちゃんの入院・治療の心配があるが，家にいる弟のことも心配であると考えられる. ・Eちゃんの症状が出てから，入院まで数日かかっていることに対して，不安や自責の思いを感じていることが考えられる. ・Eちゃんにとって母親の付き添い入院は，安心できるものだが，母親の身体的・精神的負担は大きいと考えられる.

4）看護問題の明確化とその根拠

#1　全身性の血管炎による腹痛，関節痛などによる苦痛

　Eちゃんは血管炎により発熱だけではなく，腹痛や関節痛など痛みを伴う症状が現れている．痛みによる苦痛だけではなく，痛みが食事や睡眠など日常生活に影響を与えることから痛みを軽減できるための治療や対処が円滑に行われる必要がある．

#2　腹痛，下肢の紅斑様丘疹，関節痛と腫脹などの付随する症状の悪化

　治療のための絶食や行動制限があるが，全身性の血管炎のため全身に症状があり，歩行や活動で症状の悪化が予測される．多くは数週間で自然治癒するため，安静を保ち対症療法を行うが，嘔吐，血便，下血，時に腸重積合併などの新たな症状の出現が考えられる．

　腹痛，関節痛など本人の症状の訴えを聞きながら，観察により症状の変化を確認する必要がある．

#3　はじめての入院による環境の変化や治療に伴う不安やストレス

　慣れない環境での入院や治療に対して不安やストレスを感じている．入院により家族と会えない寂しさや絶食・安静など我慢しなければならない状況にある．また，学校を休むことから友だち関係について不安があり，早く学校へ行きたいと思っていることから，入院中の過ごし方にも援助が必要である．

#4　はじめての入院による母親の不安や負担

　突然の入院のため母親に不安や負担が起きている．母親は入院の付き添いのため，仕事の調整，弟の世話の依頼などの役割変化や父親との役割調整が必要となっている．Eちゃんの入院中は付き添うため，身体的・精神的疲労が考えられる．母親の様子や言動に注意し支援が必要である．

事例 5　E ちゃんの関連図

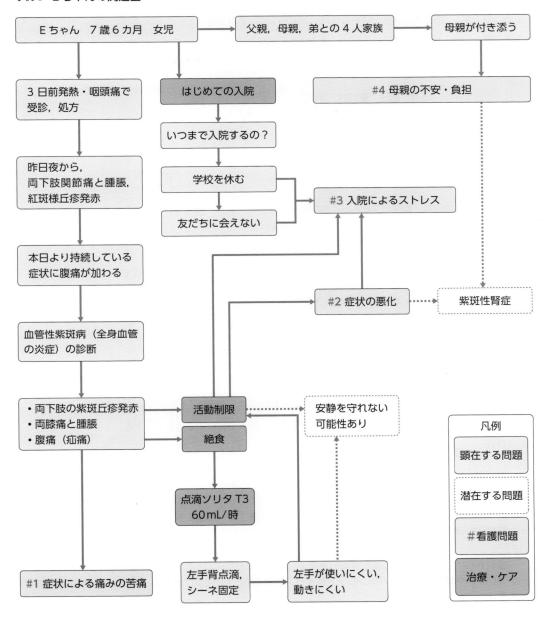

5）看護計画

看護問題：#1　全身性の血管炎による腹痛，関節痛などによる苦痛
看護目標：腹痛，両膝痛の痛みが軽減し，Eちゃんの苦痛が緩和される
看護計画

【OP】
- バイタルサイン（体温，血圧，脈拍数，呼吸数）
- 腹部症状（腹痛の有無，痛みの強さ，痛みの持続時間，痛む部位）
- 便の性状，便の回数，血便・下血の有無
- 嘔気・嘔吐
- 下肢の紅斑様丘疹の範囲，色，膝・足関節痛と腫脹
- 血液検査所見，腹部X線写真所見

【TP】
- 輸液管理は，輸液量，輸液のスピード，輸液ルートの異常の有無，輸液ポンプの作動状況，刺入部の腫脹・痛みなどの刺入部位の異常を早期に発見し対処していく．
- 自己抜去防止のためのシーネ固定は，定期的なシーネ固定の交換，皮膚状態の観察により異常を早期に発見し清潔を保つ．
- 手背から持続で点滴ルートが確保されているため，移動時の転倒について注意を促す．
- 身体を締めつけない衣類や履き物の選択を促し確認をする．
- 処置は，強い圧迫を加えないように注意し短時間で済ませる（血圧測定，駆血帯使用など）．
- 安静が保持できるように環境を整える．
- 腹痛・両膝痛などが軽減できる体位を工夫する．
- 痛みの程度を把握し，必要時は医師の指示により対応する．

【EP】
- 痛みが増強したり調子がおかしいと思うときは，いつでも母親や看護師に伝えるように指導する．

看護問題：#3　はじめての入院による環境の変化や治療に伴う不安やストレス
看護目標：Eちゃんが環境の変化や治療に伴う不安やストレスを軽減することができる
看護計画

【OP】
- Eちゃんの疾患や治療に対する知識の程度や理解の範囲の確認

【TP】
- 体調に合わせて，安静を守りながら気分転換できる遊びを工夫・提案する．
- 入院や学校のことなど，Eちゃんが心配に思うことを話せる機会をつくる．

【EP】
- 疾患や治療について正しい知識を理解できるように，理解度に応じた説明を視覚的教材の使用で行う（パンフレットや絵本の使用）．パンフレットはイラストを中心としたもので作成し，イメージしやすいものとする．
- Eちゃんへの説明時は母親にも同席してもらう．家族が一緒に説明を聞くことで，共通理解ができ，Eちゃんと母親の疾患や治療のプレパレーションとなる．
- 入院による行動制限，絶食，点滴などの治療にEちゃん自らが取り組めるように，Eちゃんの頑張りを可視化し（ご褒美のシール，スタンプなど），できていることを褒める．

事例6 神経芽腫により入院となった1歳の子ども

1）事例紹介

(1)本人の普段の生活・家族構成など

　Fちゃん，1歳2カ月の女児（保育園児）．4人家族で，父親（32歳，会社員），母親（32歳，会社員），姉（3歳，保育園児）と同居している．近所に母方の祖父母が暮らしている．

　出生時，在胎週数38週4日，体重3,040g，身長47.5cm，自然分娩，アプガースコア出生1分後8点，5分後10点であった．発育経過は特記すべきことなし．1歳2カ月時点での定期予防接種済，アレルギーなし，身長75.0cm，体重9.5kg.

　Fちゃんの普段の生活は，食事は離乳食完了期，1日3回の食事と1回の補食をとっている．およそ1歳で母乳栄養は終了している．夜間の睡眠は21時〜6時，午睡は13時〜15時．抱っこと子守歌での寝かしつけが習慣になっている．おむつを使用し1日10回程度の排尿と1回の排便がある．毎日入浴する習慣があり，保護者により清潔が保たれている．歯は臼歯と犬歯以外は生えてきており，母親が1日2回仕上げ磨きをしている．最近「バイバイ」「マンマ」などの発語があり，普段はあやすと機嫌よく笑い，手遊びや歌に興味を示していた．初対面の人に対しては人見知りがあり，母親からの分離不安による後追いがある．最近ひとり歩きができるようになり，手をつないで少しの距離を歩けるようになった．

(2)現病歴

　1歳1カ月頃より，腹部の膨隆が顕著となり，かかりつけ医を受診した．腹部エコーとCTで右副腎腫大を認めたため，右副腎腫瘍の疑いとなり，精査加療目的のため大学病院を紹介され入院となった．腫瘍マーカー，腹部造影MRI，MIBGシンチグラフィーなどによる精密検査の結果，肝転移を有する右副腎神経芽腫であり，INRG病期M，中間リスク群と診断された．生検後，化学療法と摘出手術を行う治療方針が決定された．

　担当医より，病状や治療方針の説明と治療や入院への保護者の同意の確認が行われた．入院が長期間になるため，Fちゃんの情緒的安定のために保護者が付き添って入院することが勧められた．両親の話し合いにより母親が介護休暇を取り，付き添うこととなった．父親は仕事を継続し，近所に住む母方の祖父母が姉の保育所の送迎や家事などを協力してくれることとなった．

　中心静脈カテーテル挿入術が行われ，術前化学療法が開始された．現在，2クール目のカルボプラチン，シクロホスファミド，ドキソルビシン，エトポシドの投与が終了した．

　バイタルサインは，体温36.7℃，血圧108/54mmHg，脈拍102回/分，呼吸数28回/分，SpO$_2$ 98％である．

　血液データはWBC 2,000/μL，Neut 0.4×10^3/μL，Plt 2.8×10^4/μL，RBC 124×10^4/μL，Hb 7.1g/dL，CRP 0.0mg/dL，AST 28U/L，ALT 30U/L，尿中VMA 331μg/mg・Cre，尿中HVA 253μg/mg・Cre，BUN 12.5mg/dLであった．

　また，内服薬として抗菌薬と抗真菌薬が開始となった．

　入院直後，両親は，「ショックですが，とにかく助けてくださるようお願いします」と話

していた．

　入院時の検査や処置ではFちゃんは怖がって泣いていたが，入院生活に慣れるにつれ，看護師が行うバイタルサイン測定にも泣かないようになってきた．しかし，化学療法中や投与後しばらくは機嫌が悪く，起きているあいだも母親から離れずに抱っこで過ごしていることが多い．脱毛もみられている．

　母親は「点滴のお薬が始まってからは，しんどそうで，ずっと抱っこしています．こんなものでしょうか」と不安そうにしている．Fちゃんは嘔吐はないが，食欲はあまりない様子であり，母親は「食べてもよいもので好きなものを食べさせています」「入院前は靴を履いて歩けるようになってきていましたが，しばらくは歩けていません．早くプレイルームに連れて行ってあげたい」と話している．祖父母に預けている長女については，「おばあちゃんが見てくれているので助かっています．夫の仕事が休みの週末に交代し会うことができています」と話している．

2) 疾患のポイントと看護

　神経芽腫は，胎生期の神経堤細胞を起源とする細胞ががん化したものであり，体幹の交感神経節，副腎髄質に多く発生する．約65％が腹部であり，その半数が副腎髄質から発生する．悪性度の高いものや自然退縮するものなどさまざまな腫瘍動態を示す．神経芽腫患者の約70％は診断時に転移巣がみられるが，予後は診断時の年齢や臨床病期，生物学的因子と強く関連する．リスク分類に従い，腫瘍摘出手術や化学療法を組み合わせた治療を選択する．

　本事例は，化学療法後の骨髄抑制期にあり，易感染や出血傾向，貧血の状態にある．これら化学療法による副作用に注意し，日々の全身状態の観察や感染対策を行う．長期入院や治療による児の成長・発達への影響，育児や療養生活に関する親への支援，付き添いを行う親の心身への配慮，きょうだいや家族の生活への影響に留意し看護を展開する．また，疾患や入院への児と親の受け止めを把握し，支持的な態度で支援することが重要である．

3) アセスメント内容

	情　報	分析・判断
身体の生理的・機能的な状況	・診断名：右副腎神経芽腫 ・出生時の状況：在胎週数38週4日，体重3,040g，身長47.5cm，自然分娩，アプガースコア出生1分後8点，5分後10点 ・既往歴：とくになし，入院歴なし ・現病歴：1歳1カ月頃より腹部の膨隆が顕著となり受診．腹部エコーとCTで右副腎腫大を認めたため，右副腎腫瘍の疑いとなり，精査加療目的のため当院紹介入院．精密検査により肝転移を有する右副腎神経芽腫と診断．INRG病期M，中間リスク群．化学療法と摘出手術による治療を行う ・循環：血圧108/54mmHg，脈拍102回/分 ・呼吸：呼吸数28回/分，SpO$_2$ 98％ ・点滴：中心静脈カテーテル/術前化学療法2クール	・右副腎神経芽腫と診断され入院．化学療法と腫瘍摘出術を行うこととなった． ・出生時異常なし，既往症なし． ・腹部膨隆をきっかけとし精密検査により診断された．現在化学療法2コース目を終えたところであり，尿中の腫瘍マーカーは高値である． ・現在のバイタルサインには異常はみられず，呼吸や循環は安定している． ・中心静脈カテーテル留置中であり，カテーテル管理を継続する． ・血球データから骨髄抑制による汎血球減少がみられている．

身体の生理的・機能的な状況	目（カルボプラチン，シクロホスファミド，ドキソルビシン，エトポシド）投与終了 ・内服：抗菌薬，抗真菌薬 ・血液データ：WBC 2,000/μL，Neut 0.4×10^3/μL，Plt 2.8×10^4/μL，RBC 124×10^4/μL，Hb 7.1g/dL ・身長 75.0cm，体重 9.5kg ・化学療法により食欲不振あり．化学療法用加熱食，離乳食完了期 950kcal/日 ・食物アレルギーなし ・排尿 10回/日，排便 1回/日，普通便 ・経口水分量約 500mL/日 ・腎機能データ：尿中 VMA 331μg/mg・Cre，尿中 HVA 253μg/mg・Cre，BUN 12.5mg/dL ・運動器の発達に問題なし	・本人は 1歳 2カ月であることから，点滴や内服への理解は未熟である． ・カウプ指数 16.9，身長 10〜25パーセンタイル，体重 25〜50パーセンタイル．身体発育はおおよそ問題なく，現在の栄養状態に異常はないが，化学療法により食欲不振がみられている．経口水分は 500mL/日は確保できているが引き続き水分出納バランスを把握する． ・腎機能は異常なし ・運動器の発育に問題なし
子どもの生活・セルフケアの状況	・基本的生活習慣は養育者により実施されている ・普段は保育所で活発に遊んでいる ・予防接種は予定通り進んでいる ・入院前は靴を履いて歩けるようになってきていた ・中心静脈カテーテルを留置している ・食事，清潔，排泄のケアは養育者に頼っている	・普段の生活や，基本的生活習慣は養育者により相応に実施されている． ・保育所の生活に適応できていた． ・必要な定期予防接種は受けており，家族が適切に健康管理を行ってきたと考えられる． ・運動機能の発達は異常なし． ・中心静脈カテーテル留置中であり，活動への制限がある． ・食事，清潔，排泄は年齢相応に養育者により行われている．
子どもの認知・思考	・1歳 2カ月であり入院や疾患，治療に対する理解力は未熟 ・最近「バイバイ」「マンマ」などの発語あり ・あやすと機嫌よく笑い，手遊びや歌に興味をもつ ・初対面の人に対しては人見知り ・母親からの分離不安による後追いがある ・入院時の検査や処置では怖がって泣いていたが，入院生活に慣れるにつれ，看護師が行うバイタルサイン測定にも泣かないようになってきた	・入院や疾患，治療に対する理解力は未熟であり，親の支援が必要である． ・言語や社会性の発達は順調． ・入院の環境の変化や検査処置への恐怖，医療者への人見知りがみられたが，徐々に慣れてきていることから，1歳 2カ月児相応の情緒の発達と，周囲への適応がみられる．
家族の状況	・家族構成：父親（32歳，会社員），母親（32歳，会社員），姉（3歳，保育園児） ・近所に母方の祖父母が暮らしている ・入院中は母親が仕事を休み付き添いをする ・父親は仕事を継続し，近所に住む母方の祖父母が姉の保育所の送迎など協力 ・両親「ショックですが，とにかく助けてくださるようお願いします」 ・母親「点滴のお薬が始まってからは，しんどそうで，ずっと抱っこしています．こんなものでしょうか」 ・母親「おばあちゃんがみてくれているので助かっています．夫の仕事が休みの週末に交代してもらって会うことができています」	・F ちゃんの両親は共働きであるが，今回は母親が介護休暇を取り，付き添いをすることになった．姉の世話は父親と近所に住む祖父母で分担することとなり，長期入院に対応した家族の協力体制が整えられた． ・小児がんであり，両親のショックや不安は大きいと考えられる． ・化学療法による倦怠感などからくる児の症状を心配している． ・付き添いをする母親の心身の負担が考えられる．

事例 6　神経芽腫により入院となった 1歳の子ども　　147

4) 看護問題の明確化と根拠

#1　骨髄抑制や中心静脈カテーテル留置に関連した易感染状態

化学療法終了後の骨髄抑制期にあり，血液データは WBC 2,000/μL，Neut 0.4×10^3/μL と易感染状態を示しており，感染兆候に注意し観察する．中心静脈カテーテルが感染源とならないよう観察やケアを行う．清潔な療養環境をつくり，清潔へのケアを行う．

#2　出血傾向，貧血，運動機能の発達途上，慣れない入院環境による身体損傷リスク

Hb 7.1 g/dL や Plt 2.8×10^4/μL から，骨髄抑制期における貧血と出血傾向が出現している．1歳2カ月児であり，ひとり歩きが不安定であることや，慣れない入院環境により転倒転落のリスクが高い．これらから打撲やけがなどの身体損傷のリスクが高いため，付き添いの親への指導も含めた安全への看護を行う．

#3　服薬困難のリスク

1歳2カ月の F ちゃんは内服薬の必要性への理解が未熟であり，薬の苦みや量の多さから服薬困難や拒否の可能性がある．継続して内服ができるよう，剤形や飲料，服用補助食品の工夫と，プレパレーションやディストラクションを取り入れた内服への看護を行う．

#4　食欲不振や口腔粘膜障害による栄養摂取困難

1歳2カ月の F ちゃんは，母乳栄養は終了しており，入院前は離乳食完了期の食事をとっていたが，引き続き食事形態への工夫が必要な時期である．しかし化学療法の副作用である食欲不振や口腔粘膜障害が起こり，食事摂取が進まず，栄養状態の悪化の可能性がある．口腔内の観察を行い，食事摂取状況を把握していく．

#5　疾患，治療，生活の変化などに関する家族の不安や負担

神経芽腫は小児がんの一種であり，小児慢性特定疾病の対象疾患である．疾患の予後や治療に関する不安や，子どもの今後の成長への不安，入院により長期の付き添いが必要となること，家族の生活状況の変化による負担などが生じる可能性がある．両親の様子や言動に注意を払い，不安を表出できる関係性を築く．家族の状況を把握し，必要に応じ，体調への配慮や付き添いの方法の見直しなどを行う．

事例6　Fちゃんの関連図

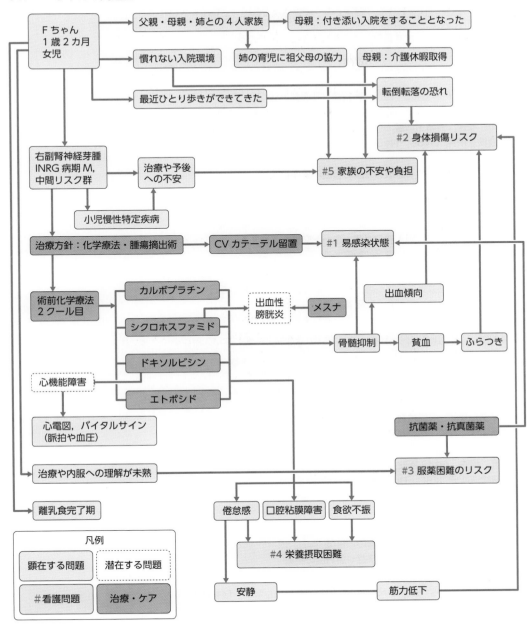

5）看護計画

看護問題：#1　骨髄抑制や中心静脈カテーテル留置に関連した易感染状態
看護目標：感染を起こさず骨髄抑制期を終えることができる
看護計画

【OP】
・バイタルサイン（体温・血圧・脈拍数・呼吸数・SpO₂）
・感染症状の有無と程度（呼吸器，消化器，尿路，中心静脈カテーテル刺入部）
・活気，機嫌，食事摂取量
・血液検査所見（WBC，Neut，CRP）
・内服の状況
・感染予防行動に対する家族の理解の程度と実施状況

【TP】
・環境整備を実施する
・清潔ケア（歯磨き，咳嗽，手洗い，マスク着用，入浴）を実施する
・中心静脈カテーテル刺入部の消毒，ルート交換を実施する
・十分に加熱されていない食品は制限する

【EP】
・付き添い者と面会者の体調管理，感染予防行動への指導をする
・きょうだい児（姉）の面会を制限する
・児の感染予防行動について，付き添い者や家族に指導する

看護問題：#2　出血傾向，貧血，運動機能の発達途上，慣れない入院環境による身体損傷リスク
看護目標：身体損傷を起こさず入院期間を過ごすことができる
看護計画

【OP】
・バイタルサイン（脈拍数，心拍数，血圧）
・出血症状の有無（粘膜からの出血，紫斑など）
・貧血症状（顔色，ふらつきなど）
・活気，機嫌，情緒，不安，人見知り
・血液検査所見（RBC，Hb，Plt）
・全身の皮膚の観察
・発達の観察と評価
・ベッド周囲の環境の確認
・安全に対する付き添いの保護者の理解度
・付き添いをする保護者の心理状態や疲労度の把握

【TP】
・ベッド柵が下がった状態でベッド上に児をひとりにしない，目を離さない
・児をベッド上に残し離れる際は必ずベッド柵を上げる
・安静が図られるような遊びや過ごし方を工夫する
・ベッド上での過ごし方や遊び方について，保育士と連携する
・ベッド柵に保護用のクッションを取り付ける
・歩行時は頭部を保護するための帽子を装着してもらう

【EP】
・家族に小児用ベッドの使い方を指導する
・骨髄抑制期の貧血と出血傾向の危険性について家族に指導する
・幼児の行動特性と転倒転落や身体損傷への危険性について家族に指導する
・歩行時には手をつなぐことを家族に指導する

1) 事例紹介

(1)本人の普段の生活・家族構成など

　G君，10歳の男児．父親（42歳，会社員），母親（40歳，会社員），妹（7歳，小学1年生）の4人家族である．発育経過は特記すべきことはなし．発症前は身長137cm，体重32kg．G君は，小学4年生で学校ではクラスの中心的存在である．地域のサッカークラブに所属し練習に参加している．サッカークラブではチームのムードメーカー的役割である．

(2)現病歴

　G君は，1カ月前から学校から帰宅すると倦怠感を母親へ伝えていたが，疲れているだけだろうということで様子をみていた．その後，口渇が強くなり水分を多くとるようになっており，多尿であった．食欲はあり食事量は変わらないが，G君がやせてきているように母親が感じたため，小児科外来を受診した．

　受診時のバイタルサインは，体温36.8℃，血圧108/60mmHg，脈拍88回/分，呼吸24回/分，SpO$_2$ 98%であった．血液検査は，WBC 9,500/μL，RBC 580$\times$10^4/μL，Ht 44%，Hb 13.9g/dL，BUN 31mg/dL，Na 141mEq/L，K 4.8mEq/L，Cl 94mEq/L，Cr 0.7mg/dL，血糖値250mg/dL，HbA1c 5.4%，血液pH 6.98であった．呼気アセトン臭あり，嘔気・嘔吐なし，尿検査は，尿糖2+，尿ケトン体2+であり，1型糖尿病と診断され，緊急入院となった．

　小児科病棟の4人部屋へ案内された．入院時の体重は29kgであった．看護師が，病棟の生活などオリエンテーションを行い，G君は黙って聞き，質問には返答した．母親は「急な入院なのでびっくりしました．妹もいるので付き添いはどうなりますか．学校へはどのように伝えればいいですか．荷物を取りに帰ってもいいでしょうか」などと看護師へ質問を繰り返した．看護師は，小学4年生なので夜はひとりで過ごせるようなら付き添いは必要ないと説明し，母親は少し安心した様子だった．その後，担当医がG君と母親へ治療の説明を行った．担当医は，「血液検査の結果，インスリンが分泌されていないため血糖値が高くなっています．インスリンを補うためにインスリン注射が必要です．これは，毎日続けて注射をしなければならないものです．注射の仕方を教えてもらって自分でできるようにしましょう」と説明した．母親は父親へ連絡をして，G君の入院中は，母親が仕事が終わってから夕方に面会に来て，消灯までに帰宅することとなった．

　入院当日から，インスリン投与が指示され，看護師が血糖測定とインスリン注射を行った．G君は拒否することなく看護師の指示に従い，黙って協力していた．看護師が「心配なことはあるか」と尋ねるが，G君は「別に」と答えるだけだった．インスリン投与により血糖・尿糖・尿ケトン体は落ち着いた．

　担当医から血糖の自己測定とインスリン自己注射の説明を受けた．G君は，黙って聞いており医師から質問を尋ねられたが首を横に振っただけだった．その後，看護師から医師の説明は理解できたかと尋ねられると「なんとなく」と答えていた．G君は，母親に「インスリンって何？」「自分で注射するの？無理だ」「早く帰ってサッカーやりたい」と

話していた．

2）疾患のポイントと看護

　糖尿病は，インスリンの分泌不全，インスリン抵抗性，あるいはその両者による慢性的な高血糖によって特徴づけられる代謝異常である．1型糖尿病は，膵β細胞の破壊によりインスリン不足から発症する．自己免疫疾患などにより，学童期から思春期に発症することが多い．症状は，口渇，多飲，多尿を示し，体重が減少することが多い．さらに高血糖（300 mg/dL 以上）を示す DKA（糖尿病性ケトアシドーシス）で発症し意識レベルの低下を認めることもある．

　治療は，インスリン療法である．強化インスリン療法は，頻回に皮下注射を行い，血糖をコントロールするもので，食前に速効型または超速効型インスリン注射を行い，中間型または持効型溶解インスリンを併せて用いられる．持続皮下インスリン注入療法として，皮下に持続的にインスリンを注入する方法（インスリンポンプ療法）もある．糖尿病では，感染症や手術など身体的ストレスにより，食事が摂取できない場合に血糖コントロールができなくなることがある．これをシックデイという．

　本事例は，1型糖尿病の発症時の身体的症状と，インスリン療法の自己管理や退院後の生活への不安など，家族だけでなく学童期の子どもの特徴を理解した看護が重要となる．

3）アセスメント内容

	情　報	分析・判断
身体の生理的・機能的な状況	・診断名：1型糖尿病 ・既往歴：とくになし ・現病歴：口渇，多飲多尿，呼気アセトン臭，体重減少がみられ緊急入院となった ・呼吸：呼吸数 24 回/分，SpO$_2$ 98% ・循環：血圧 108/60 mmHg，脈拍 88 回/分 ・インスリン療法 ・血液データ：WBC 9,500/μL，RBC 580×10^4/μL，Ht 44 %，Hb 13.9 g/dL，Na 141 mEq/L，K 4.8 mEq/L，Cl 94 mEq/L，血糖値 250 mg/dL，HbA1c 5.4%，血液 pH 6.98 ・発症前身長 137 cm，体重 32 kg ・腎機能血液データ：BUN 31 mg/dL，Cr 0.7 mg/dL ・運動機能の発達に問題なし	・インスリン分泌不全による高血糖症状（口渇，多飲，多尿）の出現により緊急入院．意識レベルは問題ない． ・バイタルサインに問題はない． ・血液データから高血糖である．高血糖が続くと糖尿病ケトアシドーシスによる意識障害が起きる．また身体症状を G 君から正確に伝えてくることは難しいため異常の発見が遅れる可能性が考えられる． ・インスリン療法の開始直後は血糖コントロールが安定しないため低血糖症状が起こる可能性がある． ・身長，体重よりローレル指数は，発症前は124.4 で正常であったが，入院時 112.8 でありやせ気味である．体重減少は，インスリン欠乏による脂肪分解促進に伴うものである．入院後，食事制限はなく，インスリン投与が開始となるため体重は元に戻ると考えられる．

子どもの生活・セルフケアの状況	・日常生活は自立 ・入院前の生活：週末は地域のサッカークラブに通う ・活発 ・入院中の生活：院内学級へ通っている ・インスリン注射は看護師が実施している ・インスリン自己注射を今後開始する予定であると担当医師から説明がある	・普段の生活は，小学校へ通い，週末にはサッカークラブへ行っており，年齢相応である． ・学校ではクラスの中心的存在であったが，緊急入院となり友人関係への不安が生じる可能性がある． ・小学生であり義務教育として学習の支援が必要となる．入院中は院内学級にて学習への支援が行われるが，学習への不安などが生じる可能性がある． ・インスリン注射は，入院時は看護師にて実施していたが，自己注射の開始に向けて必要性の理解と手技の習得が必要となる．疾患，治療の理解ができていないと自己管理が困難になることが考えられる．
子どもの認知・思考	・入院ははじめてであり看護師の説明を黙って聞いている．質問には答えている ・治療の説明への質問はなく，看護師へは「なんとなく」と答えていた ・母親には「インスリンって何？」「自分で注射するの？無理だ」「早く帰ってサッカーがやりたい」と話していた	・認知発達は形式的操作の段階である． ・治療の説明を聞くが身体で起こっている現象が理解できていない．疾患と治療についての理解が不十分だと継続して必要な治療の自己管理ができないことが考えられる． ・インスリン自己注射は痛みや恐怖を感じるため受け入れられないことが考えられる．また，自分だけがやらなければならない葛藤が生じることで自己注射までに時間がかかる可能性がある．
家族の状況	・家族構成：父親（42歳，会社員），母親（40歳，会社員），妹（7歳，小学1年生）の4人家族 ・父方の祖父母は隣町に住んでいる．母方の祖父母は遠方に住んでいる ・入院中は，母親が仕事を終えてから面会に来る．週末は両親が面会に来る ・母親は「いつも元気だったのになぜ病気になってしまったのでしょう」「これから先，インスリンはいつまでしなければならないのでしょうか」「学校できちんとできるか心配」とG君がいないところで看護師へ話した	・G君が入院中は家族でサポートでき，父方の祖父母が隣町に住んでいることから，妹や家事へのサポートを得られることが考えられる． ・母親は仕事の後にG君の面会に来るが，入院が長引くと母親の負担が考えられる． ・入院後より母親が疾患や治療に対して不安をもっている．母親は入院治療をすることに対して自責の念を感じやすく，子どもの将来への不安を抱きやすい．学童期でも，健康管理は親とともに行う必要があるため，子どもと親への支援を行う． また，退院後の治療の継続や生活に対して母親の不安が大きい場合はG君の不安も大きくなるため，入院中から母親の不安を軽減し，G君のサポートができるかかわりが必要である．母親に負担がかからないよう家族の協力が得られることも必要である．

4） 看護問題・共同問題の明確化と根拠

CP1　インスリン欠乏による高血糖症状の出現

　G君には，1型糖尿病の症状である口渇，多飲，多尿，呼気アセトン臭，体重減少がみられている．インスリンの投与が開始となったが，血糖コントロールができるまでは高血糖症状が続くことが考えられる．高血糖による糖尿病性ケトアシドーシスをきたすと意識障害を起こし，昏睡に至ることもある．

#1　疾患や治療の理解不足に関連した非効果的自己健康管理

　G君は，緊急入院であり入院後から発語が少なく，血糖測定やインスリン注射の説明には「なんとなく」と発言があり，疾患の理解ができていない可能性がある．さらに，治療の必要性の理解が不十分なことから，今後，血糖の自己測定やインスリン自己注射に対して協力が得られず自己の健康管理が行えないことが考えられる．

#2　退院後の生活がイメージできないことに関する不安

　1型糖尿病は，入院中にインスリン注射によって血糖コントロールができるようになるが，退院後もインスリン注射は継続して必要である．学童期であり家庭での管理だけではなく，学校へ登校しているあいだも血糖測定やインスリン注射の実施，さらに活動量により血糖コントロールが不安定になりやすいため症状の早期発見などが必要である．そのため，入院中から退院後の生活を見据えた指導が必要であるが，G君自身にイメージができないと不安が生じることが考えられる．また，母親が入院や治療に対して不安をもっているため，G君へのサポートが十分できないことも考えられる．

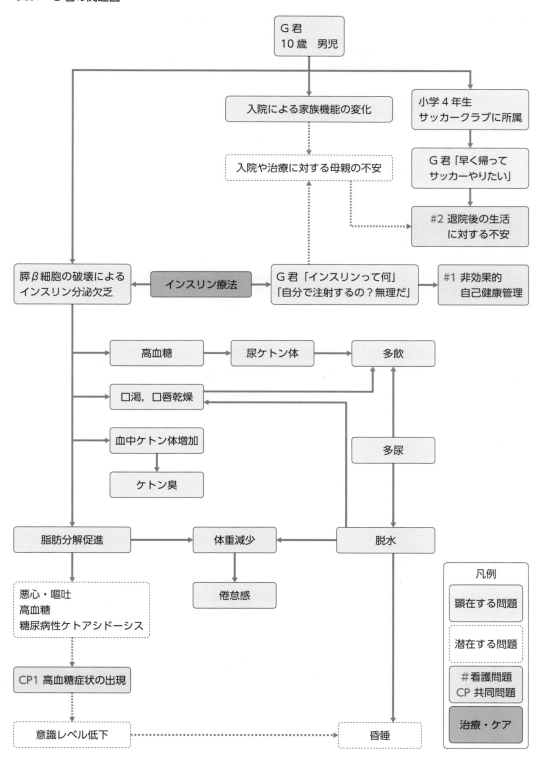

5）看護計画

看護問題：#1　疾患や治療の理解不足に関連した非効果的自己健康管理
看護目標：疾患や治療が理解でき保護者の支援を受けながら自己の健康管理ができる
看護計画

【OP】
・高血糖症状，低血糖症状
・検査データ（血糖値，尿糖，尿ケトン体）
・活気や病室での過ごし方
・1型糖尿病の理解度
・血糖測定やインスリン注射時の発言や表情，協力行動（拒否の有無）
・家族の疾患，治療に対する発言
・家族の子どもとのかかわり方

【TP】
・血糖測定が自己にて実施できるように準備し，血糖測定を行う
・インスリン注射が自己にて実施できるように準備し，自己注射する

【EP】
・1型糖尿病の疾患についてイラストを用いたパンフレットを活用し説明する
・血糖自己測定やインスリン注射の方法を説明する
・疾患や手技について説明をする際は病室か面談室を選択し，必ず親が付き添っているときに行う
・一度に多くの情報を提供するのではなく，ひとつずつ理解ができるよう計画的に行う
・「やってみよう」という気持ちを引き出すかかわりをする
・最後までできない場合も，できたところを言葉で伝えて褒める

看護問題：#2　退院後の生活がイメージできないことに関する不安
看護目標：退院後の生活がイメージでき不安が軽減したと発言できる
看護計画

【OP】
・疾患や治療の理解度
・退院後の生活リズム
・退院後の生活に対する言動

【EP】
・他の入院患児でインスリン療法をしている患児の許可を得て紹介する
・糖尿病サマーキャンプの紹介をする
・高血糖，低血糖の症状と対策を説明する
・合併症や感染予防について説明する
・学校生活での血糖測定やインスリン注射を実施する場所，時間，保管場所について説明する
・体育の授業など運動をすると低血糖になりやすいことと，低血糖症状の予防について説明する
・シックデイへの対応について説明する

1) 事例紹介

(1) 本人の普段の生活・家族構成など

　H ちゃん，10 カ月の女児．40 週，正常分娩で出生．周産期異常なし．これまでの発育経過に異常なし．既往歴・入院歴なし．つかまり立ちができる．人見知りがあり，家族以外の人が近づくと泣いている．喃語，1 語文「マンマ」と発声する．これまでの定期予防接種のうち，ロタウイルスワクチンについては未接種．平熱 36.5℃．

　父（32 歳，会社員），母（30 歳，専業主婦），姉（4 歳，幼稚園児）の 4 人家族である．県内に母方の祖父母，遠方に父方祖父母が住んでおり，いずれも健在である．おもな養育者は母親．育児には父親が参加しており，母方祖母からのサポートも得ている．

　日常生活習慣：養育者である母親・父親によって介助．食事は乳汁（混合栄養）と，離乳食後期（1 日 3 回）．離乳食は 8 割〜10 割摂取．手を伸ばし手づかみ食べをする．排泄は紙おむつを使用．入浴は毎日 19 時頃行う．歯磨きは離乳食後に実施．歯ブラシを自分でも持ちたがる．寝かしつけで午睡 1.5 時間，夜間 11 時間（20 時〜7 時過ぎ）睡眠．普段の睡眠状況は良好．音の出るおもちゃ（キーボード・太鼓，音楽の鳴る絵本）を好む．

(2) 現病歴

　入院 2 日前から，普段よりぐずることが増えた．入院前日の 9 時頃に突然嘔吐があり，体温 38.5℃であった．昼頃，おむつ内に黄白色の水様〜泥状下痢便が多量にみられ，活気がなく不機嫌であった．ミルクや経口補水液を与えるが，ごく少量飲むだけですぐに嘔吐してしまい，その後も嘔吐と下痢を繰り返した．16 時に近医受診し，整腸剤の処方と，頻回に水分を与えるよう指示され帰宅した．18 時に体温 39.5℃となり，下痢・嘔吐症状や飲水できない状況が続き，目もうつろとなりぐったりしてきたため，23 時に母親と救急外来を受診した．

　診察および便のロタウイルス迅速抗原検査の結果，ロタウイルス胃腸炎と診断され，輸液療法の目的で午前 0 時に入院となった．入院時のバイタルサインは，体温 39.5℃，脈拍 140 回/分，呼吸 50 回/分，血圧 88/58 mmHg．身長 71.0 cm，体重 7,800 g（先週 8,200 g）．担当医より脱水治療を目的とする 2 日間ほどの入院が必要になると説明された．入院中は母親が付き添うこととなった．

　入院後，左手背より輸液ルート確保と採血が行われ，ソルデム 1 輸液の持続投与が 100 mL/時で開始された．血液データは，WBC 18,000/μL，Ht 42.0%，Hb 14.0 g/dL，TP 7.0 g/dL，Alb 4.2 g/dL，BUN 8 mg/dL，Na 135.5 mEq/L，K 4.9 mEq/L，Cl 102 mEq/L，Cr 0.3 mg/dL．

　H ちゃんは，活気なく不機嫌で，ぐずりながら母親に抱かれている．発汗はみられず，口唇・口腔内・皮膚は乾燥し，ツルゴール低下がみられる．排尿は不明．肛門周囲から殿部に軽度発赤がみられている．ルート確保と採血は処置室で実施され，母親の抱っこから離されて抑制されたため，処置終了後も不機嫌に啼泣がみられたが，処置後母親の抱っこで泣きやんだ．左手先〜前腕部はシーネにて固定されている．入院後より，医師の指示にて経口摂取は母乳のみ可となった．

入院前日（発症日）朝から入院時までの 24 時間の自宅での経口摂取量は，ミルク計 100 mL と経口補水液を計 80 mL 程度のみで，食欲はなく離乳食は食べていない．前日 9 時以降，嘔吐が 5 回，下痢が 7 回みられていたが，入院後の嘔吐・下痢はない．

　母親は「急な嘔吐と下痢と高熱で，水分も飲んでくれず，みるみるうちにぐったりしてきたので，心配になって受診しました．姉も今，幼稚園を休んでいます．きょうだいが同時に体調を崩してしまい，とても不安でした」と疲れた様子で話している．母親によると，H ちゃんの姉も 3 日前から嘔吐・下痢・発熱があり自宅療養中で，母親が H ちゃんに付き添っているあいだは，父親と母方の祖母が H ちゃんの姉の世話をしているとのことであった．

2) 疾患のポイントと看護

　乳幼児期に発症することが多い感染性胃腸炎は，消化管へのウイルス・細菌などの感染によって起こる．その多くはロタウイルス，ノロウイルスなどによるウイルス性胃腸炎であり，なかでもロタウイルスは，生後 6 カ月から 2 歳をピークにほぼすべての児が感染すると報告されている[1]．ロタウイルスによる急性胃腸炎では，ウイルスがヒトの小腸の絨毛上皮細胞に感染して腸管内の繊毛の剥離と脱落を引き起こし，腸からの水の吸収が阻害され下痢が発生する．通常 2 日程度の潜伏期間をおいて発症し，主症状を下痢，嘔気，嘔吐，発熱，腹痛とする急性胃腸炎を引き起こす．通常は発熱と嘔吐から症状が始まり，24 〜 48 時間後に頻繁な水様便を認める[2,3]．通常 1 〜 2 週間で自然に治癒するが，脱水がひどくなるとショック，電解質異常に至る．小児の急性胃腸炎の諸症状によって引き起こされる主要な問題は水分出納バランスの崩れによる脱水である[3]．急性期では，症状の進行により容易に病状の悪化に至るため，早期の治療の開始ともに，消化器症状と脱水症の重症度のアセスメント，症状に伴う苦痛の緩和，養育者へのホームケアの指導が重要となる．

　ロタウイルスによる急性胃腸炎発症抑制・症状増悪防止には，ロタウイルスワクチンが有効であることが証明されており，わが国では 2021 年 10 月よりロタウイルスワクチンが定期接種となっている[4]．

〈文献〉

1) 国立感染症研究所（2013）：ロタウイルス感染性胃腸炎とは.
   https://www.niid.go.jp/niid/ja/diseases/a/echinococcus/392-encyclopedia/3377-rota-intro.html
   ［2021/12/20 閲覧］.
2) 中田修二（2014）：ロタウイルス感染症. 小児内科，46（増刊号）：991-996.
3) 日本小児救急医学会（2017）：エビデンスに基づいた子どもの腹部救急診療ガイドライン.
   https://minds.jcqhc.or.jp/docs/gl_pdf/G0001192/4/acute_gastroenteritis_in_children_acute_appendicitis_in_children.pdf ［2022/7/8 閲覧］
4) 厚生労働省（2021）：ロタウイルス.
   https://www.mhlw.go.jp/stf/seisakunitsuite/bunya/kenkou_iryou/kenkou/kekkaku-kansenshou03/rota_index.html ［2022/1/4 閲覧］

3) アセスメント内容

	情　報	分析・判断
身体の生理的・機能的な状況	・診断名：ロタウイルス胃腸炎 ・主訴：下痢・嘔吐・発熱 ・既往歴・入院歴：なし．在胎 40 週周産期異常なし，健診異常なし ・現病歴：昨朝から不機嫌・嘔吐・発熱，昼に黄白色下痢便があり，以降下痢と嘔吐を繰り返す．ぐったりしてきたため夜間救急外来受診 ・体温：平熱 36.5℃，発症後 39.5℃（平熱時よりも＋3℃） ・循環：脈拍 140 回/分　血圧 88/58 mmHg ・呼吸 50 回/分 ・意識レベル：クリア．不機嫌にぐずるが，母親の抱っこで泣きやむ ・治療：点滴（ソルデム 1　100 mL/時，ソルデム 3A 60 mL/時） ・血液データ：WBC 18,000/μL，Ht 42.0%，Hb 14.0 g/dL，TP 7.0 g/dL，Alb 4.2 g/dL，BUN 8 mg/dL，Na 135.5 mEq/L，K 4.9 mEq/L，Cr 0.3 mg/dL ・身長 71.0 cm，体重 7,800 g（先週は 8,200 g）．体重減少率－4.9% ・普段の食事：ミルクと母乳の混合栄養，離乳食後期（1 日 3 回） ・発症後の食事：水分を欲しがるが，飲むとすぐ嘔吐してしまう．入院前日ミルク 100 mL，経口補水液 80 mL．水分摂取できておらず ・体重 7,800 g 時，必要水分量 1,170 mL/日 ・普段の排泄状況：1～2 回/日．軟～普通便 ・発症後の排泄状況：黄白色の水様～泥状下痢便 7 回．排尿不明 ・皮膚：肛門周囲から殿部に軽度発赤．発汗なし．ツルゴール低下．左手背に持続点滴，シーネ固定中 ・運動発達：つかまり立ち．入院後は母親に抱っこされている ・歯：前歯上顎 2 本・下顎 2 本萌出 ・睡眠状況：普段は午睡 1 時間半，20 時頃就寝．7 時起床．発症後，不機嫌でぐずり続けしっかり眠れていない ・生後 10 カ月までの定期予防接種済であったが，ロタウイルスワクチンは未接種であった	・H ちゃん，10 カ月．これまでの成育歴に異常なし．発症前の身長・体重ではカウプ指数正常で，身長・体重パーセンタイル値も身長・体重ともに約 50 パーセンタイルであり，発育状況に問題はない． ・ロタウイルス感染による感染性胃腸炎を発症しており，下痢・嘔吐，食欲の低下，発熱は，ロタウイルスが小腸の絨毛上皮細胞に感染したことによる症状である．現在，下痢・嘔吐による体液の喪失，発熱に伴う不感蒸泄量の増加，経口水分がとれないことによる水分摂取量の減少があり，体重の 4.9%減少，皮膚粘膜の乾燥，ツルゴールの低下から，脱水をきたしていると判断する．乳児期 5%未満の体重減少であり，血液データから血液中の電解質の減少はないことから，軽度の等張性脱水をきたしている． ・入院前，おむつ内の排尿が確認できていないが，BUN，Cr のデータは正常であることから，腎機能には問題がなく，脱水に伴う尿量の減少であったと考えられる． ・ワクチン未接種ではあるが，一般的な経過であれば，ロタウイルス胃腸炎は 1 週間程度で回復することが予測され，脱水も入院後の補液にて改善が見込まれることから，H ちゃんは今後回復に向かうことが予測できる． ・普段の H ちゃんの睡眠には問題はないが，胃腸炎発症後，発熱・下痢・嘔吐症状や腹痛も生じていると考えられ機嫌が悪く，H ちゃんの安楽は妨げられている．救急外来受診・診察・入院と環境の変化，加えて入院後はサークルベッド内での点滴・シーネ固定の苦痛，家族以外の人への人見知りにより，必要な睡眠・休息が妨げられている．

子どもの生活・セルフケアの状況	・これまでの発育状況は良好 ・基本的生活習慣：養育者である母・父によって実施 ・普段の健康管理：おもな養育者である母親によって実施．10カ月までの定期予防接種は，ロタウイルスワクチン以外完了 ・食事：普段は母親の介助でミルクと母乳，離乳食後期3回摂取．発症後，摂取できていない ・排泄：紙おむつ使用．母親または父親が交換．発症後頻回な下痢便があり，母親にてお尻拭きを用いた清拭・おむつ交換を実施 ・清潔：入浴は毎日19時頃で，父親と姉と一緒に入る．入院後は急性期症状があり，点滴管理中のため，入浴は行えない ・睡眠・生活パターン：普段の睡眠状況は良好．発症後，不機嫌でよく泣いている．はじめての入院．サークルベッドを利用 遊び：音の出るおもちゃ（キーボード・太鼓，音楽のなる絵本）が好き．発症後は不機嫌で母親の抱っこが多く，遊びはみられない	・乳児期後期にあるHちゃんの日常生活は，月齢相応に食事（手づかみ食べ）や清潔（歯ブラシを持ちたがる）で，行動に興味を示しており問題はない．おもな養育者である母親，父親により全般的に介助されており，養育者による普段のHちゃんの育児・養護についても問題はない． ・胃腸炎の発症に伴い，急性期の健康問題が生じ，普段の生活時の食事・清潔保持・睡眠や休息・活動が妨げられている． ・Hちゃんの生活全般における必要な健康問題への判断・養護に変化がある．Hちゃんのケアに関する養育者の知識・技術が十分であるかについては情報不足である．Hちゃんははじめての入院であり，入院後，母親は子どもの体調不良時の対応に関する不安を訴えているため，今後，知識獲得や心理的支援が十分でない場合，適切な対処が行えないリスクがある．
子どもの認知・思考	・認知：母親・父親・姉を認識しており，家族以外の他者への人見知りがある．家族以外の人に抱っこされると大泣きする．母親に抱かれると泣きやむ．バイバイをする ・発語・コミュニケーション：喃語，1語文「マンマ」と発声する ・知覚：音の鳴るおもちゃが好きで，音の鳴るほうに顔を向ける．興味のあるおもちゃに手を伸ばし，握って取ろうとする．採血時の穿刺直後に大泣きする ・発症後，嘔吐・下痢・発熱がある．不機嫌が続いている	・Hちゃんは，発症後不機嫌でぐったりしているものの，看護師を見て泣いたり母親の抱っこで泣きやんだりする反応があり，意識レベルに問題ない．音のなる絵本やおもちゃに関心をもっており，視力，聴力ともに問題ない．喃語や1語文の発語があり，さらには音の鳴るおもちゃを好んで遊ぶこと，バイバイができること，など月齢相応の発達をしている． ・10カ月であり言語的に苦痛を表現することはできないが，不機嫌であることから，症状や痛みを伴う処置，母親から離れることによる苦痛・不快・不安を感じていることが考えられる．人見知りは月齢相応であり，母親に抱っこされ落ちつくことから，母親がHちゃんにとっての安全基地で愛着対象であるといえる．
家族の状況	・家族構成：父（32歳，会社員），母（30歳，専業主婦），姉（4歳，幼稚園児，基礎疾患なし）との4人家族．県内に母方の祖父母，遠方に父方祖父母が住んでおり，いずれも健在．Hちゃんは第2子 ・おもな養育者は母親．育児には父親が参加しており，母方祖母からのサポートも得ている ・Hちゃんの入院に母親は付き添う．母親不在時の姉（胃腸炎症状があり自宅療養中）の看護・育児は，父親および母方祖母が担う	・家族4人暮らしで核家族である．普段の育児は，母親がおもに担いつつ，父親，祖母のフォローを受けている． ・今回のHちゃんの入院，姉の体調不良の状況についても，週単位の短期で収束することが予測され，父・母・祖父母の協力体制は整っており問題ないといえる． ・子どもたちの体調不良，Hちゃんのはじめての入院で母親に不安，戸惑いがある．また病気の子どもに付き添うことによる母親の負担が生じると推測できる．

4) 看護問題の明確化と根拠

#1　嘔吐・下痢・不感蒸泄量の増加による脱水

　乳児期は成人に比べて，全体の水分量の割合・体液における細胞外液の割合が高いこと，不感蒸泄量が多く，体重あたりの1日必要水分量が多いことなどから，水分出納バランスが崩れやすい特徴をもつため，ロタウイルスの感染による下痢・嘔吐にて大量の水分を喪失すると容易に脱水に陥りやすいという特徴がある．Hちゃんは前日からの頻回な嘔吐・下痢（7回）に伴う体液・電解質の喪失，発熱に伴う不感蒸泄量の増加により，通常よりも多くの水分・電解質が体から失われている状況であり，さらに食欲の低下に伴い必要水分量不足の状況である．現在，4.9%の体重減少，皮膚ツルゴールの低下，皮膚・粘膜の乾燥があり軽度の脱水状況にある．速やかな脱水状態の回復のための点滴治療およびそのモニタリングが行われる必要がある．

#2　持続的な殿部汚染・持続点滴によるシーネ部分の汚染に関連した皮膚統合性障害のリスク状態

　入院前日からの下痢により，紙おむつ装着中のHちゃんの殿部の皮膚は頻回な水様便の汚染や排便後の殿部皮膚を清拭する際の摩擦により，持続的な物理的刺激が生じ，発赤を生じている状況である．乳児期の皮膚のバリア機能は未熟であり，複数日持続する下痢症状と清拭時の摩擦によって，皮膚の発赤の拡大や，びらん・潰瘍へと症状の悪化リスクがある．また脱水治療のため点滴中であり，手先部〜前腕にかけてのシーネ固定によって，皮膚が蒸れ，汚染しやすい状況であること，急性期症状・点滴治療中のため，普段のように入浴による皮膚の清潔が保持できないことから，さらなる皮膚統合性障害の悪化リスクがある．

#3　急性期症状による苦痛・環境の変化や治療に関連した安楽の変調

　10カ月児のHちゃんは，ロタウイルスによる感染性胃腸炎の発症2日目の急性期であり，下痢・嘔吐・発熱に伴う水分・電解質の喪失から脱水に陥っている．言語発達の未熟さから言語的な訴えはないが不機嫌であることから，嘔吐・下痢・発熱の不快感に加え，腹痛や殿部の発赤を伴う疼痛，夜間の症状による十分な休息がとれていないことから身体的苦痛が強いと考えられる．また乳児期であるHちゃんは，体調の変化や点滴に伴う苦痛，入院による環境の変化について理解しておらず，啼泣することで不安を表出している．人見知りもあり，愛着の対象である母親からの保護を受けることが対処行動となっているものの，処置時の母親からの分離などが心理的な苦痛となっている状況である．

#4　子どもの体調の悪化・はじめての入院に関連した母親の不安

　Hちゃんのおもな養育者は母親であり，母親はHちゃんとHちゃんの姉の健康管理を担っている．これまでHちゃんは正常発達をしており健康状態に異常はなかったことから，母親の養育は適切であったと考えられる．今回のHちゃんの発症後も，家庭でのケアを行い，発症後の体調の悪化を判断し，早期に受診行動につながっていたが，入院後，母親は，今回のHちゃんと姉の体調不良とHちゃんの入院のエピソードに関して，不安感を吐露している．子どもがはじめて入院が必要な健康の悪化に至っている状況や，経験不足と疲労が，母親の心理的負担・不安につながっていると考えられる．

事例8 Hちゃんの関連図

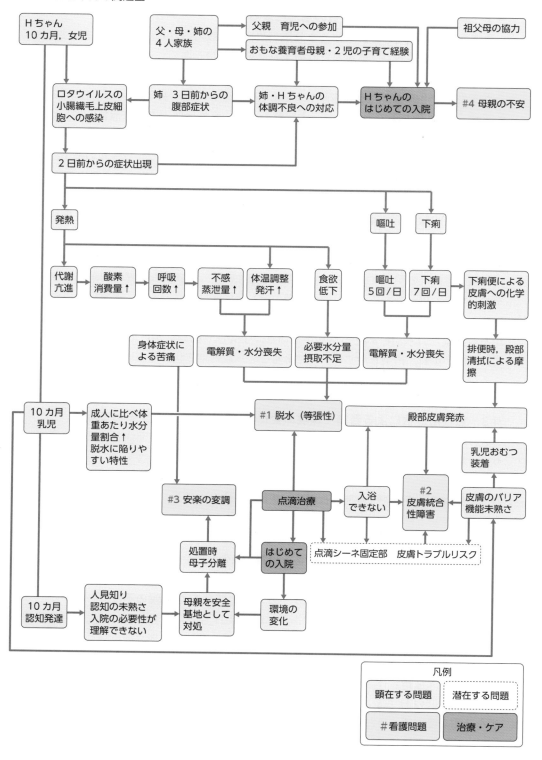

5）看護計画

看護問題：#1　嘔吐・下痢・不感蒸泄量の増加による脱水
看護目標：治療により脱水状態が改善し，水分出納バランスを保持できる

看護計画

【OP】
- バイタルサイン（体温・血圧・脈拍数・呼吸数・SpO$_2$）
- 意識レベル，Hちゃんの機嫌，活気
- 脱水症状・脱水の評価：体重の減少・体重減少率，排尿・排便回数と量，皮膚ツルゴール，皮膚の色調，毛細血管再充満時間，大泉門陥没の有無，粘膜・皮膚の乾燥状態，涙が出るか・汗の有無
- 検査データ（血液検査：電解質値，腎機能，尿検査：比重・ケトン体・Crなど）
- 脱水を生じさせている要因・悪化させる要因：必要水分量に対する水分摂取量（経口・経静脈路），水分喪失の量・程度（下痢・嘔吐による排出量，発熱に伴う不感蒸泄量）
- 点滴指示量・点滴トラブルの有無，Hちゃんが点滴ルート・刺入部を気にして触っている様子はないか．
- 水分出納バランス（飲水量，排泄回数・量の測定）

【TP】
- 医師の指示に応じた輸液療法（急速初期輸液・維持輸液）の管理，経口補水（母乳）飲用への支援を行う
- 病室の温度・湿度の管理を行う
- 皮膚・粘膜の保護（全身清拭・部分浴・シャワー浴の実施，口腔ケア，皮膚の保湿）を行う

【EP】
- 経口補水の方法について，家族へ説明する
- 水分出納バランスについて，家族へ協力を依頼のうえ，必要性・方法について説明する
- 今後予測される症状（悪化・改善），点滴管理上の注意事項について説明する
- 気になることがあれば，看護師に報告するよう家族に依頼する

看護問題：#2　持続的な殿部汚染・持続点滴によるシーネ部分の汚染に関連した皮膚統合性障害のリスク状態
看護目標：①殿部皮膚の発赤症状が消失する ②シーネ固定部位の皮膚の異常が発生しない

看護計画

【OP】
- 殿部/点滴シーネ固定部：皮膚の発赤・びらん・潰瘍が生じている部位，範囲，大きさ（必要時部位と範囲を図示する）
- 殿部/点滴シーネ固定部：皮膚症状の悪化要因の有無（下痢の回数，殿部汚染時の清拭・洗浄の方法/点滴）
- 点滴刺入部位の固定状態・点滴漏れの有無，ルートの接続のゆるみなどの有無
- 排便・排尿回数，皮膚の発汗の有無，皮膚の汚染部位の有無，皮膚症状などによる疼痛・不快感の有無

【TP】
- 排泄ごとの殿部皮膚の洗浄：汚染部位を擦らないように，微温湯で洗浄し，その後水分をやわらかいタオルで押さえ拭きをする．アルコールの入っていないお尻拭きシートを利用する
- 点滴テープ固定・シーネ固定の毎日の交換・清拭：点滴固定部位について，毎日，午前中の覚醒時に交換する．テープがゆるんでいる際には，適宜交換する
- テープ・シーネ除去時に，手掌・手背・手指・指間について温タオルで清拭する

【EP】
- 皮膚の統合性障害の予防・悪化を防ぐ必要性，ケア内容・方法について，家族へ説明する
  殿部の洗浄・清拭時/シーネ固定の交換時に，Hちゃんの気が紛れるように，母親のスキンシップや声かけ，絵本の読み聞かせなどしてもらうよう，協力を依頼する

事例 9 | ## 滲出性中耳炎により鼓膜チューブ挿入術（チュービング）実施となった 5 歳の子ども

1）事例紹介

（1）年齢・性別・発達・入院前の生活・家族構成など

Ｉちゃん，5 歳 1 カ月の女児．母親（38 歳，介護職），妹（3 歳，保育園児），祖母（56歳，パート勤務）の 4 人家族である．発育経過は特記すべきことなし．定期予防接種済．身長 105 cm，体重 17 kg．普段は保育所に通園し，性格はおとなしいほうである．基本的生活習慣の自立の状況は年齢相応でとくに問題はない．アレルギーなし．

（2）現病歴

Ｉちゃんは 3 歳頃から中耳炎を繰り返すようになり，そのたびに外来や 2〜3 泊入院で抗菌薬投与を受けていた．4 歳 6 カ月になって名前を呼んでも振り向かず，テレビの音を大きくしたり耳を頻繁に触ったりするといった行動が現れた．検査の結果，両側の難聴と滲出性中耳炎を指摘され（アデノイド増殖症なし），4 歳 6 カ月時に鼓膜切開術を受けた．4 歳 9 カ月で再び耳痛，発熱の急性中耳炎症状が現れ，入院して抗菌薬投与を受け 2 日後に退院した．5 歳前に再び難聴の症状が現れたため，今回両側の鼓膜チューブ挿入術目的で入院となった．入院は 5 回目となる．

入院 2 週間前の外来受診で手術について母親とＩちゃんに説明がなされ，Ｉちゃんには主治医が「耳が詰まって聞こえにくくなっているから，病院でお泊りして治すからね」と説明し，Ｉちゃんは「また入院したら治るんだよね」と話し，母親は「これで難聴が治って中耳炎も起きないようになったらいいのですが」と不安を口にしていた．手術 2 週間前の血液検査データは，WBC 9,200/μL，Plt 30×10^4/μL，RBC 460×10^4/μL，Hb 13.3 mg/dL，TP 7.3 g/dL，Alb 4.2 g/dL，AST 18 U/L，ALT 12 U/L，BUN 11 mg/dL，出血時間 2 分（Duke 法），PT 10 秒，APTT 35 秒，CRP 0.3 mg/dL，pH 7.4，HCO_3^- 23.2 mEq/L，BE −4.9 mEq/L であった．胸部 X 線検査は問題なしであった．

感冒症状なく過ごし，手術前日，母親とともに歩いて病室に入り「点滴いつするの？痛いのいやだな」と言っていたが，病院に慣れている様子ですぐにプレイルームに行って遊びだした．手術室看護師による手術のプレパレーションが実施され，Ｉちゃんの表情はこわばっていたが「マスクをしたときの匂いは何がいい？」などの問いかけには「イチゴがいい」とはっきり答えていた．母親は，これまでの入院では病院に泊まって付き添っており，母親が病院にいるあいだは祖母が妹の面倒をみていた．今回は入院当日の夜は付き添うが前日は泊まらず，翌日 9 時の手術時間前の 8 時に来院する予定となった．夕食摂取後，母親は自宅に帰ったが，Ｉちゃんは泣くことなく母親を見送った．しかし 21 時頃に看護師が訪室するとしくしく泣いていたため，しばらく付き添って絵本を読むと，落ち着いて入眠した．

手術当日の朝は食事禁止で 6 時 30 分にスポーツドリンク 100 mL 摂取後は絶飲食となり，来院した母親に「お腹がすいた」と訴えていた．手術室には歩いて入室し，表情は硬かったが前日プレパレーションを実施した看護師が「覚えている？」と声をかけると頷いていた．

手術時間：手術室入室時間9：00，セボフルランによる麻酔マスク導入9：03，
　　　　　手術終了（両側鼓膜チューブ留置）9：25，抜管9：35，覚醒確認9：45
術中輸液：左手背ルート確保，ソルデム3A　40 mL/時
術中バイタルサイン：体温36.8℃，心拍数102回/分，血圧106/70 mmHg，SpO₂ 99％
出血量：0，排尿：なし
帰室後バイタルサイン：体温36.9℃，脈拍数110回/分，呼吸数30回/分，血圧112/78
　　　　　　　　　　　mmHg，SpO₂ 99％，肺エアー入り良好，呼吸副雑音なし，末
　　　　　　　　　　　梢冷感なし
帰室後輸液・投薬指示：ソルデム3A　40 mL/時，漏れなければ翌朝まで
　　　　　　　　　　　セファゾリンナトリウム水和物250 mg×2/日静脈内投与
　　　　　　　　　　　疼痛時はアセトアミノフェン坐剤100 mg 1.5個またはアセ
　　　　　　　　　　　トアミノフェン内服薬250 mg 内服
　　　　　　　　　　　再投与6時間空けて可
水分・食事摂取可能時間：帰室後3時間で腸蠕動音確認後，飲水可
　　　　　　　　　　　　5時間後ゼリー摂取可
　　　　　　　　　　　　問題なければ夕食から普通食摂取可
安静時間：術後3時間床上安静　その間排泄は床上で
　　　　　3時間後バイタルサインに問題なく症状なければ室内歩行可
処方：手術当日夕方からオフロキサシン耳科用液点耳1回3滴1日2回（退院後も
　　　5日間継続）

　帰室後，Iちゃんはうとうとしていたが呼びかけには返事をしていた．帰室後のバイタルサインは問題なく，嘔気・嘔吐の訴えもなかった．しばらくDVDを見て過ごしていたが，12時に痛みを訴えたため，坐薬使用を提案するが「おしりに入れるのはいや．我慢する」と言い，自制内で過ごした．13時に初回歩行でトイレで排尿あり，飲水，食事摂取問題なく，翌日，耳鼻科医診察後，退院予定となった．

2）疾患のポイントと看護

(1)疾患のポイント

　中耳炎は，急性・慢性，化膿性・非化膿性，真珠腫性に分けられ，非化膿性の中耳炎を滲出性中耳炎という．幼少児は，耳管が成人に比べて水平で短いことや，アデノイド肥大が存在する場合は咽頭からの感染により急性中耳炎が起こりやすく，反復しやすい[1]．

　滲出性中耳炎は急性中耳炎から移行する場合が多く，鼓膜の後ろに液体が溜まり，中耳孔が陰圧になるために鼓膜が陥没し，鼓膜の動きが悪くなる．症状は軽度から中等度の難聴があり，軽い耳痛や耳閉感がある．しかし，急性中耳炎のような発熱，激しい耳痛などの症状が現れにくいことから周囲に症状を訴えるようなことがほとんどなく，発見が遅れて気がついたときには鼓膜が内陥・癒着するといった異常が生じているようなこともある．

(2)治療

　炎症を改善させる抗菌薬投与やネブライザー，自己耳管通気器具による通気処置などを

行う．難聴が著しいときは鼓膜切開をして滲出液を排出させるが，鼓膜の穴が閉鎖した後も再発を繰り返すような場合には，鼓膜チューブ挿入術（チュービング）を行うことがある[2]．

　挿入されるチューブはシリコン製で違和感がなく，数 mm 程度の小さなものである．手術は外来でも可能であるが，処置時に体動の激しい子どもには全身麻酔を行う．チューブは 3〜6 カ月ほどで自然脱落することもあるが，脱落しなければ 1〜2 年留置される場合もある．定期受診は 3〜6 カ月ごとに行われ，鼓膜およびチューブの観察，聴力を含めた治療効果の確認がなされる[4]．合併症には耳漏，肉芽形成などがあり，耳漏には抗菌薬の経口投与，点耳を行い，難治で肉芽形成を伴う場合にはチューブの抜去を検討する[4]．

(3)術前の看護

　麻酔や手術の流れについて，子ども・家族が理解できるように説明を行う．手術前日の絶飲食指示を守ってもらう．

(4)術後の看護

　外耳に挿入されている綿球への滲出液の状況を観察し，疼痛がある場合は指示された鎮痛薬の投与を行う．術後 2〜3 時間の床上安静，初回歩行，初回飲水を，全身麻酔による影響を考慮しながら安全・安楽に進むよう援助する．アデノイド切除術が同時に実施されずチューブ留置手術単独の場合は，手術翌日に退院となることが多い．

(5)退院後の留意点

　粘稠な滲出液が出たり激しい耳痛があったりする場合は受診するよう伝える．術後しばらくは洗髪時などで外耳道に水が入らないようにして，上気道感染を起こさないように過ごしてもらう[3]．

〈文献〉
1) 水野正浩（2002）：外耳炎・中耳炎．「こどもの病気の地図帳」，鴨下重彦，柳澤正義監修，講談社，pp42-43.
2) 峯田周幸（2020）：耳鼻咽頭疾患と看護．「小児臨床看護各論」，奈良間美穂・他編，第 14 版，医学書院，p473.
3) 石川紀子（2020）：耳鼻咽頭疾患と看護．「小児臨床看護各論」，奈良間美穂・他編，第 14 版，医学書院，pp480-482.
4) 吉田尚弘（2018）：鼓膜換気チューブの選択とその適応．専門医通信，pp121-148.
   https://www.jstage.jst.go.jp/article/jibiinkoka/121/2/121_148/_pdf［2021/12/15 閲覧］

3）アセスメント内容

	情　報	分析・判断
身体の生理的・機能的な状況	・診断名：滲出性中耳炎 ・現病歴：3歳頃から中耳炎を繰り返し，4歳6カ月時に難聴と滲出性中耳炎を指摘され（アデノイド増殖症なし），鼓膜切開術を受けた．4歳9カ月で再び耳痛，発熱の急性中耳炎症状が現れて入院し抗菌薬投与を受けた．5歳前に再び難聴の症状が現れたため，両側の鼓膜チューブ挿入術目的で入院となった．入院翌日に全身麻酔下で両側鼓膜チューブ挿入術施行 ・循環：術前血液検査，RBC 460×10^4/μL，Hb 13.3 mg/dL，Plt 30×10^4/μL．術後，脈拍数 110 回/分，呼吸数 30 回/分，血圧 112/78 mmHg，初回歩行時の嘔気嘔吐，ふらつきなし，末梢冷感なし ・呼吸：術前，胸部X線検査は問題なし．術後，呼吸数 30 回/分，SpO$_2$ 99%，肺エアー入り良好，呼吸副雑音なし ・感染防御・免疫機能：アレルギーなし，定期予防接種済．術前血液検査 WBC 9,200/μL，CRP 0.3 mg/dL，手術まで感冒症状なく過ごす．術後，体温 36.9℃，セファゾリンナトリウム水和物 250 mg×2/日静脈内投与 ・意識状態：手術を全身麻酔で実施，術後呼びかけに返答あり．帰室後2時間で痛みの訴えがあったが坐薬は拒否し自制内 ・水分出納バランス・排泄：術前血液検査 BUN 11 mg/dL，pH 7.4，HCO$_3^-$ 23.2 mEq/L，BE −4.9 mEq/L．術後，左手背にルート留置，ソルデム 3A 40 mL/時，初回飲水問題なし，初回歩行時（手術後3時間）にトイレで排尿あり（尿量測定不要） ・栄養：術前血液検査 TP 7.3 g/dL，Alb 4.2 g/dL，AST 18 U/L，ALT 12 U/L．手術前日夕食摂取後食事摂取不可．術後，帰室後3時間で腸蠕動音確認後飲水可．5時間後ゼリー摂取可．問題なければ夕食から普通食摂取可．問題なく摂取できる ・感覚機能：4歳6カ月になって名前を呼んでも振り向かず，テレビの音を大きくしたり耳を頻繁に触ったりするといった行動が現れ，鼓膜切開術後5歳前に再び難聴の症状が現れた ・身長 105 cm，体重 17 kg	・滲出性中耳炎による鼓膜チューブ挿入術は，幼児期では全身麻酔下での手術となることが多い．Iちゃんは，術前検査は問題なく，感染徴候やアレルギー・喘息の既往がないため，全身麻酔による呼吸合併症のリスクは少ないと考えられる． ・カウプ指数は 15.4 で身体発育は問題なし． ・手術後は創部とともに全身麻酔による合併症を観察しなければならないが，Iちゃんは循環・呼吸状態の変動や意識レベルの低下などはなく経過している． ・初回飲水・食事・安静解除時は，全身麻酔での影響による誤嚥，嘔吐，ふらつき，転倒が起こる可能性があるので注意しながら進めていかなければならないが，術後問題なく経過している． ・手術は予定通り終了した．創部は両耳に綿球が入った状態での帰室となるため，出血や滲出液の有無の観察が必要となる．痛みに関しては屯用の鎮痛薬使用が指示されていたものの，飲水可能である術後3時間を経過していなかったので坐薬を提案した．しかしIちゃんは坐薬を拒否し使用していないため，痛みによる苦痛が増強する可能性がある．痛みの程度をアセスメントし，痛みが強い状態であれば坐薬の使用方法を説明したり，他の痛み緩和の方法を提案したりすることが必要となる． ・手術前は難聴や耳の違和感の症状があったが，術後改善の評価は，手術翌日や次回外来時の検査により判断される．

子どもの生活・セルフケアの状況	・普段は保育所に通園し，基本的生活習慣の自立の状況は年齢相応でとくに問題はない ・これまで中耳炎の抗菌薬治療や鼓膜切開術で5回の入院歴あり ・入院後，慣れている様子で，プレイルームで遊ぶ ・これまでの入院では母親が付き添いで泊まっていたが，今回手術前日の夜は母親が付き添わずに過ごす．夜9時頃に看護師が訪室するとしくしく泣いていたため，看護師がしばらく付き添って絵本を読むと，落ち着いて入眠した ・手術当日の朝は食事禁止で6時30分にスポーツドリンク100mL摂取後は絶飲食となり，来院した母親に「お腹がすいた」と訴えていた ・手術中に左手背に点滴静脈ルート確保 ・術後3時間床上安静．その間排泄は床上で行う．3時間後バイタルサインに問題なく症状なければ室内歩行可	・普段の生活の様子，基本的生活習慣の自立状況も年齢相応でとくに問題なし． ・Iちゃんは入院には慣れているが，母親が付き添わずにひとりで夜を過ごすことははじめてである．夜間は不安な様子だったが，看護師のかかわりで落ち着いて入眠できた． ・手術当日の朝は空腹感を訴えていた．Iちゃんの好きな遊びなどの情報を得て気が紛れるようかかわることや，同室児の朝食時間は別室で過ごすなどの配慮が必要である． ・点滴ルートの確保は利き手ではない左手であるが，食事や排泄時は介助が必要となる．また，移動時は支柱台を押さなければならないので，転倒を防ぐためにひとりで移動しないよう留意する． ・痛みが軽減し活気が出てくると，動きが激しくなり転倒・転落のリスクが高まる．性格はおとなしいほうだが，注意が必要である． ・手術翌日の退院予定である．術後の生活として，外耳道に水が入らないよう気をつけることと，上気道感染を起こさないための感染予防について説明する．
子どもの認知・思考	・性格はおとなしいほうである ・入院2週間前の外来受診で手術について説明がなされ，Iちゃんは「また入院したら治るんだよね」と反応していた ・手術室看護師による手術のプレパレーションが実施され，Iちゃんの表情はこわばっていたが「マスクをしたときの匂いは何がいい？」などの問いかけには「イチゴがいい」とはっきり答えていた ・母親の帰宅を泣かずに見送ったが，夜9時頃部屋でしくしく泣いていたため，看護師がしばらく付き添って絵本を読むと，落ち着いて入眠した ・術後，Iちゃんはうとうとしていたが呼びかけには返事をしていた．しばらくDVDを見て過ごしていた	・5歳のIちゃんは入院経験があり，鼓膜切開での手術経験もある．手術の説明後「入院したら治るんだよね」という言動からは，5歳の発達相応の記憶力があると考えられるが，認知発達段階では病気を全体的で感覚的な現象として受け止める時期のため，手術の目的や方法を口頭説明で十分に理解することが難しいと考えられる．理解できないと，術後に起こることをイメージできず術後の混乱や恐怖心の増強を招くリスクがある．Iちゃんの顔がこわばっていたため，気持ちを表出し恐怖感が軽減するような術前プレパレーションが必要と考えられる． ・術後は混乱状態や術後せん妄もなく，意識レベルに問題はない．
家族の状況	・母親（38歳，介護職），妹（3歳，保育園児），祖母（56歳，パート勤務）の4人家族 ・母親は，これまでの入院では病院に泊まって付き添っており，母親が病院にいるあいだは祖母が妹の面倒をみていた ・今回の入院では，手術前日は泊まらずに当日に来院する ・術前の説明を受け，母親は「これで難聴が治って中耳炎も起きないようになったらいいのですが」と話していた	・母親は介護職の仕事であり，Iちゃんが中耳炎で受診や入院を繰り返すことで仕事にも影響があったと思われる． ・祖母が同居しているので，入院時に妹の世話を担うなど協力が得られている． ・母親の言葉からは，手術によって中耳炎と難聴が治ってほしいという思いがある．一般的には鼓膜チューブ留置によって中耳炎や難聴は改善するとされているが，術後の感染予防は必要となる．

4）看護問題の明確化と根拠

〈手術前〉

#1　手術方法の理解が難しいことや母子分離による不安

　Ｉちゃんは手術の説明に顔をこわばらせており，母親が夜に泊まらずに入院することがはじめてで夜間泣いていたことから，不安の強い状態であると考えられる．術前の不安が強いと手術への恐怖感が募り，術後に混乱や恐怖心の増強を招くリスクがあるため，不安を和らげるための看護が必要である．

#2　術前絶食による空腹感に伴うストレス

　手術当日朝はスポーツドリンクなどの水分以外は摂取禁止であり，空腹感がある．手術まで1〜2時間であるが，ストレスから術前の興奮状態を招く恐れがあるため，術前はできるだけストレスを少なくして過ごす必要がある．

〈手術後〉

#1　鼓膜チューブ留置術による疼痛

　術後創部の痛みを訴えていたが，坐薬を拒否し自制内で過ごした．鎮痛薬を使用していないので痛みによる苦痛が増強する可能性がある．痛みの程度をアセスメントし，痛みが強い状態であれば坐薬の使用方法を説明したり，他の痛み緩和の方法を提案したりすることが必要となる．

#2　鼓膜チューブ留置術による感染リスク状態

　手術後1〜2週間は中耳腔に貯留していた液体が外に排出されるため耳漏が続くことがあるが，うまく排泄されない場合や，術後にチューブ内に水が入るなどして上気道感染を起こすことで，中耳への感染リスクが高まる．

#3　全身麻酔による身体機能低下のリスク状態

　全身麻酔時間は1時間程度であったが，全身麻酔による全身状態の機能回復のために安静が必要となり，腸蠕動音や嚥下の確認，初回歩行時への援助を慎重に実施しなければならない．

#4　持続点滴留置や全身麻酔の影響に伴う転倒リスク状態

　普段は日常生活の自立しているＩちゃんであるため，術後に自分で動こうとする可能性がある．しかし，点滴ルートがあることと，全身麻酔による影響からふらつきが起こることがあるため，移動時には介助が必要となる．

#5　手術後の症状改善についての母親の不安

　手術により難聴や中耳炎を繰り返すことは改善されることが多いが，感染や長期的にはチューブ抜去後の鼓膜穿孔の残存や鼓膜硬化のリスクがあり，慢性中耳炎に移行するリスクもある．事実を伝えながらもそれらを予防するための感染予防行動や定期受診を守っていくことが必要となる．

事例 9 Ｉちゃんの関連図

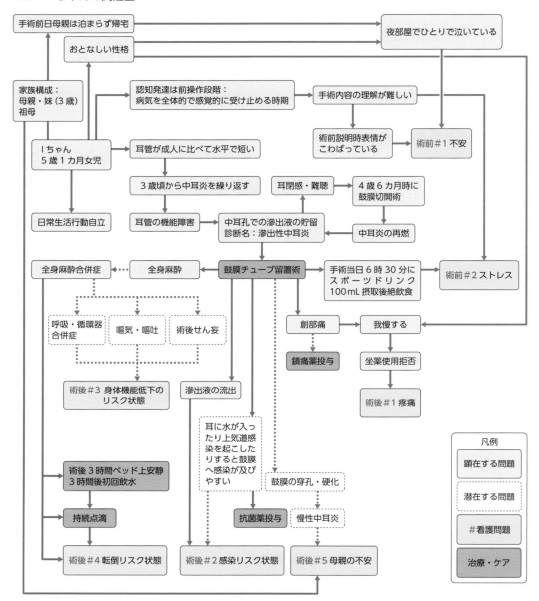

手術前日母親は泊まらず帰宅

おとなしい性格

夜部屋でひとりで泣いている

家族構成：
母親・妹（3歳）
祖母

認知発達は前操作段階：
病気を全体的で感覚的に受け止める時期

手術内容の理解が難しい

術前説明時表情が
こわばっている

術前 #1 不安

Ｉちゃん
5歳1カ月女児

耳管が成人に比べて水平で短い

3歳頃から中耳炎を繰り返す

耳閉感・難聴

4歳6カ月時に
鼓膜切開術

日常生活行動自立

耳管の機能障害

中耳孔での滲出液の貯留
診断名：滲出性中耳炎

中耳炎の再燃

全身麻酔合併症

全身麻酔

鼓膜チューブ留置術

手術当日6時30分に
スポーツドリンク
100mL 摂取後絶飲食

術前 #2 ストレス

呼吸・循環器
合併症

嘔気・嘔吐

術後せん妄

創部痛

我慢する

鎮痛薬投与

坐薬使用拒否

術後 #3 身体機能低下の
リスク状態

滲出液の流出

術後 #1 疼痛

耳に水が入っ
たり上気道感
染を起こした
りすると鼓膜
へ感染が及び
やすい

鼓膜の穿孔・硬化

術後3時間ベッド上安静
3時間後初回飲水

持続点滴

抗菌薬投与

慢性中耳炎

術後 #4 転倒リスク状態

術後 #2 感染リスク状態

術後 #5 母親の不安

凡例

顕在する問題

潜在する問題

#看護問題

治療・ケア

5）看護計画

看護問題：手術後 #1　鼓膜チューブ留置術による疼痛
看護目標：疼痛の訴えがなくなりフェイススケールで 0〜1 になる
看護計画

【OP】
・バイタルサイン（体温・血圧・脈拍数・呼吸数・SpO$_2$）
・痛みの訴え・痛みの程度（フェイススケールなど）・嚥下時の疼痛の変化
・顔色・表情・活気・機嫌
・DVD を見るなどの気分転換活動ができているか
・睡眠状況
・発汗の有無
・創部を触るしぐさ
・鎮痛薬使用に対する言動
・内服薬か坐薬かの希望（飲水テスト終了後）

【TP】
・安楽な体位を保持する
・鎮痛薬使用時は 6R を実施する
・坐薬使用時は便意を確認しプライバシーを保持し，潤滑油を用いて左側臥位で挿入し，挿入時は口呼吸を促す
・内服薬投与の場合は，座位で内服し誤嚥に留意する
・安静の保持できる範囲で好きな遊びができるように支援する
・希望があれば氷枕などでの冷罨法を実施する

【EP】
・フェイススケールの段階について説明する
・痛みは我慢しなくてよいことを伝える
・坐薬挿入時には痛みを伴わないことや数秒で終わることを説明する

看護問題：手術後 #2　鼓膜チューブ留置術による感染リスク状態
看護目標：感染徴候を示さない
看護計画

【OP】
・バイタルサイン（体温・血圧・脈拍数・呼吸数・SpO$_2$）
・血液検査データ（WBC・CRP・TP）
・顔色・活気・機嫌
・耳痛・耳閉感・耳鳴りの有無と程度
・口腔内や呼吸器感染徴候の有無
・綿球についている滲出液の量・性状・出血の有無

【TP】
・点耳薬は冷蔵庫保存し，使用前に 3 分ほど点耳薬の容器を手で握って温めてから使用する
・点耳薬の滴数を守り，側臥位の体位で片耳の点耳が終わったら医師の指示時間そのままの体勢を保持する
・食事摂取後の歯磨き，口腔ケアを実施する
・食前の手洗い・含嗽を実施する
・洗髪時には耳栓を使用し耳に水が入らないようにする．

【EP】
・手洗い・含嗽の方法やタイミングを指導する
・洗髪時や水泳時の注意点を説明する

事例10 ＿＿ウエスト症候群（点頭てんかん）で入院となった 8 カ月の子ども

1）事例紹介

(1)本人の発達・普段の生活・家族構成など

　J君，8 カ月の男児．父親（33 歳，会社員），母親（31 歳，会社員：育児休暇中）の 3 人家族である．出生時体重 3,000 g，身長 49.0 cm，アプガースコア 9 点/10 点．3 カ月頃定頸し，寝返りは 6 カ月頃に，お座りは 7 カ月でできるようになり，最近ひとりでしっかり座って両手を使って遊べるようになった．ずりばいで移動し，はいはいやつかまり立ちはまだしない．お昼寝は 1 日 1 回約 1 時間半，20 時頃就寝，7 時頃起床．離乳食を 5 カ月より開始，現在離乳食中期 1 日 2 回と母乳を 1 日 5 回飲んでいる．離乳食の一部を手づかみで食べるようになった．排泄はおむつ内．予防接種スケジュール[1]に従い，B 型肝炎 3 回，ロタウイルス 5 価 3 回，ヒブ 3 回，小児用肺炎球菌 3 回，4 種混合 3 回，BCG1 回を接種済みである．受診時身長 70.0 cm，体重 8.4 kg．J君はパンダのぬいぐるみがお気に入り．来月から保育所に通い，母親は仕事に復帰予定．

(2)現病歴

　母親「しっかりお座りできるようになったのに，最近急に床に顔をぶつけるような勢いでカクっと前方へ倒れるようになったので，心配で．様子を撮影してかかりつけの小児科の先生に診てもらって，この病院を紹介されました．この子，大丈夫でしょうか？」「5 カ月のときに 39.0℃の熱が出て，はじめての高熱で，びっくりしましたが，熱が下がってぶつぶつが出て，『突発性発疹ですね』と言われました．それ以外はよく食べるし，元気にしてくれていました．それなのになんで？って．熱が出たときも痙攣とかなかったです」

　受診時のバイタルサインは，呼吸数 36 回/分，心拍数 110 回/分，体温 36.7℃，血圧 90/60 mmHg，SpO$_2$ 99％，意識レベル清明，痙攣発作認めず，視線もしっかりと合い，瞳孔不同なし．四肢の動き良好，診察台でのひとり座りも上手にできている．母親から離れると大泣きする．項部硬直なし，口唇チアノーゼなし，咳嗽なし，鼻汁なし，呼吸音清明，腹鳴亢進なし．発作時の動画にて，頸部を前方へ倒すような動きや四肢を一瞬縮めるような動作が確認された．入眠剤内服による睡眠導入の後，脳波検査にてヒプスアリスミア（高振幅の棘波，鋭波，徐波が無秩序かつ持続的に認められる）とよばれる特徴的な所見が認められ，ウエスト症候群と診断され，母親付き添いでの入院となった．

　入院後左手背から採血と末梢輸液ルート確保が行われ，シーネ固定し，ソリタ T3 号 20 mL/時での持続点滴開始し，合成 ACTH 製剤の静脈内投与を 1 日 1 回，抗痙攣薬内服 1 日 3 回開始予定となる．医師の指示にて SpO$_2$ モニター常時装着となる．末梢ルート確保時には覚醒し大泣きし，大暴れしたが，処置後母親に抱かれて再入眠した．痙攣発作時には医師の指示により安全確保を行い，SpO$_2$ 95％未満のときには酸素投与を 1～3 L/分で開始し，医師に連絡する．痙攣時の様子を可能なかぎり撮影することとした．

2）疾患のポイントと看護

　てんかんは脳の慢性疾患で，大脳の神経細胞に突然発生する激しい電気的興奮により繰

り返し発作を起こす．電気的興奮が発生する部位によって症状はさまざまである．呼吸抑制が起こる場合，痙攣重積（5分間以上痙攣が持続，痙攣は短時間であっても意識消失が5分以上継続）に至る場合には，緊急処置を要する．脱力発作に伴う転倒，間代性痙攣によるガクガクとした異常運動による頭部打撲などの外傷にも留意する．いつてんかん発作が起こっても対処できるように，保育所との連携が重要となる．幼稚園用の「学校生活管理指導表」[2] や「生活管理表」[3] などを活用する．

ウエスト症候群（点頭てんかん）は全小児てんかんの5%を占め，既知の難治性てんかんで最も多く，わが国には少なくとも約4,000人の患者がいると推測される[4]．発作はシリーズを形成することが多く，脳へのダメージから発達（とくに知的発達）が遅延することがある．小児慢性特定疾病に指定されており[5]，小児慢性特定疾病医療助成制度や難病医療費助成制度などの公費負担制度がある[6]．

（看護のポイントは，p92「痙攣・意識障害」を参照のこと．）

〈文献〉

1) VPDを知って，子どもを守ろうの会：2022年4月版予防接種スケジュール．
   https://www.know-vpd.jp/dl/schedule_age7.pdf［2021/1/4 閲覧］
2) 日本学校保健会：学校生活管理指導表．
   https://www.hokenkai.or.jp/kanri/kanri_kanri.html［2021/1/3 閲覧］
3) 長尾秀夫（2007）：てんかん児の生活支援と看護．小児看護，30(2)：178-185.
4) 難病情報センター：ウエスト症候群（指定難病145）．
   https://www.nanbyou.or.jp/entry/4414［2021/1/4 閲覧］
5) ウエスト症候群患者家族会：https://xn--gcke5c2c707uui9bbpo.jp/［2021/1/4 閲覧］
6) 須貝研司（2020）：実践小児てんかんの薬物治療．診断と治療社．

（次ページへ続く）

3）アセスメント内容

	情　報	分析・判断
身体の生理的・機能的な状況	・診断名：ウエスト症候群 ・既往歴：5カ月時に突発性発疹，39.0℃の発熱があったが，熱性痙攣なし ・現病歴：座位保持中にカクッと前方に倒れ込む発作あり，近医受診し，紹介にて受診 ・循環：心拍数110回/分，血圧90/60mmHg ・呼吸：呼吸数36回/分，SpO_2 99％，呼吸音清明，咳嗽（－），鼻汁（－），口唇チアノーゼ（－） ・体温36.7℃ ・点滴：ソリタT3号20mL/時で持続投与（1日量480mL），合成ACTH製剤1日1回，左手背シーネ固定中 ・内服：抗痙攣薬1日3回 ・痙攣発作時Dr指示：安全確保，SpO_2 95％未満の時酸素供給1～3L/分開始し，Drコール，痙攣時の様子を可能であれば撮影 ・出生時体重3,000g，身長49.0cm，アプガースコア9点/10点 ・外来受診時の身長70.0cm，体重8.4kg ・脳波検査のため入眠剤を内服し入眠，通常のお昼寝（昼食後すぐ～1時間30分程度）より2時間長く寝た．普段は20時頃寝て，7時頃起きる ・排尿・排便はおむつ内，尿量はいつも通り，下痢なし ・食事は離乳食を5カ月より開始．現在離乳食中期1日2回と母乳を1日5回飲んでいる	・脳波にてウエスト症候群と診断され，はじめての入院となった． ・突発性発疹による39.0℃の発熱を経験したが，熱性痙攣は起こらなかったため，今回がはじめての痙攣発作であり，母親の不安は大きいだろう． ・循環，呼吸状態異常なし． ・現時点では感染兆候はないが，合成ACTH製剤の副作用として易感染性の報告があることからも感染予防に努める． ・ウエスト症候群に対して，合成ACTH製剤によるACTH療法と，抗痙攣薬による痙攣発作のコントロールが行われる． ・痙攣発作を早期に発見し，痙攣発作や低酸素状態による脳へのダメージを最小限にする必要がある． ・てんかん発作による打撲や転倒，発達段階により頭部が重いことやつかまり立ちを獲得していく時期にあることなどから，サークルベッドの柵は常に上段まで上げ，転落防止に努める． ・出生時異常なし． ・カウプ指数17.1，体重・身長ともに50％タイルに位置しており，身体発育は問題なし． ・入眠剤の副作用として，呼吸抑制があるため，呼吸状態の観察とSpO_2の監視を継続する． ・入眠剤により通常より2時間多く昼寝したため，睡眠ならびに生活リズムを元に戻せるよう支援する． ・食事摂取，母乳量ともに問題ない状態に加えて，持続点滴により480mL補液されているため，おむつ交換を頻回に行うとともに，てんかん発作の状況によっては合成ACTH製剤投与時以外末梢ルートをロックすることも考慮する． ・母乳を飲む前後で体重測定を行っていないため，毎回の母乳摂取量は把握できていない．2回/週の体重測定を行い，体重が増えないようであれば毎回の母乳量を体重で測定することを考慮する．

子どもの生活・セルフケアの状況	・定頸：3カ月頃，寝返り：6カ月頃，お座り：7カ月頃，最近ひとりで座って両手を使って遊べるようになった ・ずりばいで移動，はいはいやつかまり立ちはまだしていない ・離乳食の一部を手でつかんで食べる ・左手背シーネ固定中，SpO$_2$モニターを左手小指に装着中，サークルベッド使用中 ・来月保育所に入園予定	・はいはいやつかまり立ちがまだできていないが，ずりばいでJ君が思うように移動できていることなどにより，発達は正常範囲内である．ウエスト症候群の子どもはてんかん発作による脳へのダメージなどにより発達が遅れることがある．今後内服を継続し，てんかん発作を適切にコントロールすることと同時に，発達を促し，J君なりの発達を支援する． ・手づかみ食べを行っているが，左手背部はシーネ固定されている．末梢ルートが食物で汚染されないように保護するとともに，右手で食べられるよう工夫する． ・医師・家族・保育所担当者が発作時の対応，日々の安全確保など連携できるよう支援する必要がある．
子どもの認知・思考	・母親から離れると大泣きする ・入眠剤内服後入眠していたが，末梢ルート確保時覚醒．大泣きし，大暴れしたが，処置後母親に抱かれて再入眠した	・2歳まではピアジェの認知発達理論において「感覚運動段階」にあたり，脳波，MRI，CTなど痛みを伴わない検査であってもそのことを理解し，検査中じっとしていることは難しい．検査や処置時には，ディストラクション，必要時入眠剤投与，お昼寝時間に合わせた検査時間の調整，入眠剤投与後の睡眠リズム調整等支援する． ・検査・処置後には母親にしっかり褒めてもらう．
家族の状況	・家族構成：父親（33歳，会社員），母親（31歳，会社員：育児休暇中）の3人家族 ・祖父母の情報はまだ得ていない ・母親は育児休暇中，来月職場復帰予定 ・母親は子どもの異変（てんかん発作）に自ら気づき，受診行動をとれた ・母親「心配で」「この子，大丈夫でしょうか？」	・J君の両親は共働きで，母親は育児休暇中であり，きょうだいもいないため母親が付き添う．来月には母親の職場復帰，J君の保育所入園を控えており，祖父母や父親の育児参加，サポート状況に関する情報を得ていく必要がある． ・ウエスト症候群のてんかん発作は見逃しやすいが，母親は早期に気づき受診行動をとれている． ・母親はわが子のてんかん発作をはじめて目の当たりにし，「この子，大丈夫でしょうか？」と話した．はじめての子育て中，保育所入園や職場復帰を控えている状況下で，わが子がてんかんと診断されたことによる混乱や不安が起こっていると予測され，母親の心理面へのケアも重要である． ・両親のてんかんに関する知識を把握し，知識不足を補い，退院後の療養行動（けいれん発作対応，内服継続など）を適切にとれるように指導・支援していく必要がある．

4) 看護問題・共同問題の明確化と根拠

#1 てんかん発作ならびに発達段階（8カ月）に関連した身体損傷（脳損傷，外傷）のリスク

　脳波にてウエスト症候群と診断された．てんかん発作出現時には早期に発見/対応し，脳へのダメージを最小限に防ぎたい．さらにJ君は8カ月で危険予測が難しく，座位保持が可能で，今後つかまり立ちや歩行を獲得していく発達段階にある．入院中はサークルベッドでの生活となるため，発作による頭部打撲，転倒，ベッドからの転落に十分留意する．

#2 入院による環境変化・シーネ固定・検査（採血・脳波・MRI・CT）に伴うストレス

　J君は8カ月でピアジェの認知発達理論の感覚運動段階にあり，脳波・MRI・CTは痛みを伴わない検査であることや検査の必要性を理解できない．さらに母親が付き添ってはいるものの，慣れない環境，左手のシーネ固定，サークルベッドという限られた範囲での生活によるストレスを最小限とできるよう，処置中のディストラクションや遊びの提供を行う．

#3 てんかんの知識不足とはじめての子育てに関連した家族の不安

　母親ははじめての子育て中であり，J君がてんかんと診断され，「この子，大丈夫ですか？」と不安を感じている．ウエスト症候群は，長期的に内服/与薬を継続し，てんかん発作を可能なかぎりコントロールすること，発作時に適切に対処することが重要となる．知識不足を補うことで，家族の不安軽減と退院後の適切な療養行動につなげる．

#4 保育所入園を控えていることに関連した保育所との連携の必要性

　母親の職場復帰とJ君の保育所入園を来月に控えている．幼稚園版の「学校生活管理指導表」等を活用し，医師・保育所担当者・家族が発作時の対処方法，安全対策などを話し合う機会を設定し，連携できるように支援する．

CP1 薬物治療の副作用出現のリスク

　合成ACTH製剤の副作用によるショック・易感染性・電解質異常などや，抗痙攣薬の副作用による肝機能障害・高アンモニア血症・傾眠など，治療薬による副作用をモニタリングし，感染予防に努める．

事例 10　J君の関連図

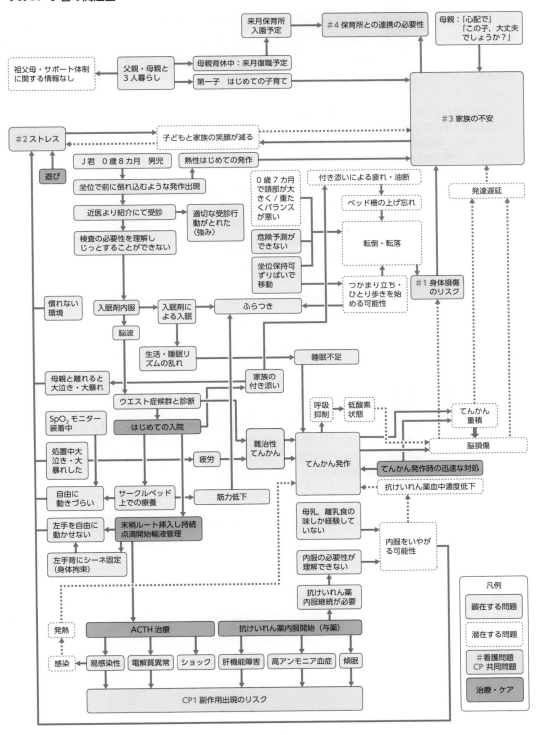

事例 10　ウエスト症候群（点頭てんかん）で入院となった 8 カ月の子ども　　177

5）看護計画

看護問題：#1　てんかん発作ならびに発達段階（8カ月）に関連した身体損傷（脳損傷，外傷）のリスク
看護目標：①てんかん発作の早期発見/適切な対処に努め，低酸素状態を防ぎ，脳へのダメージを最小限とする 　　　　②てんかん発作による打撲，転倒，ベッドからの転落などによる外傷を防ぐ
看護計画

【OP】
・バイタルサイン（体温・血圧・心拍数・呼吸数・SpO$_2$）
・呼吸状態（呼吸の深さ，リズム，努力呼吸の有無，チアノーゼの有無）
・活気・機嫌，睡眠状況，食事摂取量・母乳回数（必要時，母乳量測定を行う）
・尿回数・排便回数と便の性状
・酸素供給方法（鼻カニューレなど）と供給量
・分泌物の量，性状．吸引を要する状態ではないかを把握し，必要時吸引を実施する
・全身運動の状態（運動発達，麻痺，てんかん発作以前との変化はないか）
・けいれん発作が起こった（発見）時間，発作前/中/後の様子，発作の頻度，発作誘発因子がなかったかどうか
・輸液管理：輸液量，輸液スピード，輸液ルートの異常（逆血，屈曲，接続部のゆるみなど）の有無，輸液ポンプ作動状況・充電/給電状況，シーネ固定状況，刺入部の異常（発赤，腫脹，逆血，固定テープの汚れなど）の発見と対処
・付き添い者（母親，父親，祖父母など）の安全に関する認識，ベッド柵を上段まで常に上げることができているかどうか

【TP】
・けいれん発作時の医師の指示を確認し，吸引，酸素供給，バッグバルブマスクなど必要物品をベッドサイドに常備し，発作時には迅速に対処する
・薬物療法の定期与薬を確実に行う
・発作時の与薬状況とその後の様子も含めて正確に記録する
・シーネ固定部の観察/固定テープの張り直しと保清の実施
・子どもの活動と休息，てんかん発作状態から遊びを行える状況であることを確認し，子どものストレス発散，筋力低下予防，発達促進の視点から保育士・家族と協働し，遊びの支援を行う
・ベッド上，ベッド周囲の環境（ベッド上の危険につながるものは片付けてあるか，モニターや輸液ポンプのコードの取り回しは安全か，点滴支柱台の位置は適切か，ベッド周囲が整頓されているかどうかなど）を確認し，都度環境整備を行う

【EP】
・ベッド柵が中段もしくは下段の状態で目を離すことなどが転落につながる危険な行為であることを，付き添い者に都度指導する

看護問題：#3　てんかんの知識不足とはじめての子育てに関連した家族の不安

看護目標：①家族がてんかん発作時の対処法，てんかんの療養生活，子育てに必要な知識を得ることができる
　　　　　②家族がてんかん発作/てんかん/子育てに関する不安なく退院できる

看護計画

【OP】
・J君の育児や療養生活にかかわる人は誰か
・J君とその家族をサポートする人がいるかどうか，それは誰か
・J君の育児や療養生活にかかわる人ならびにサポーターそれぞれの人の不安はないか，不安があればどのような内容か
・医師から家族への説明内容（てんかん発作，てんかんの病態・治療・予後，今回の治療方針など）

【TP】
・J君の育児や療養生活にかかわる人ならびにサポーターそれぞれの人の不安を傾聴する

【EP】
・医師からの説明内容を家族がどの程度理解しているのかを確認し，理解不足や質問があれば医師に伝え，医師から再度説明してもらう
・発作時の対処法に関する知識の程度や理解の範囲を確認し，ポスターやパンフレットなどを用いて指導する
・けいれん発作の程度，発作が起こった時間帯などによって，救急車を呼ぶか，外来受診をするかなどの判断基準を医師に確認し，ポスターを用いて指導し，自宅で活用できるようにする
・内服継続の必要性を理解しているか確認し，必要時与薬方法も含めて指導し，J君への与薬を一緒に練習する
・発作の誘因を避けるために，①規則正しい生活，②十分な睡眠，③指示通りの与薬，④発作誘発因子の除去を指導する
・てんかん発作に伴う事故（転倒，入浴中の溺水など）ならびに8カ月児に起こりやすい事故と予防策を指導する
・子育てに関する不安はないかを確認し，必要時には地域の子育てセンターや子育てサークル等を案内する
・退院までに家族の不安が解消できるよう余裕をもって指導・練習を行い，次回外来受診時にフォローできるよう外来と連携する

索　引

NURSING TEXTBOOK SERIES
小児看護学Ⅱ
子どもへのケア技術と看護過程   ISBN978-4-263-23770-0

2023年1月10日　第1版第1刷発行

編著者　守　口　絵　里
　　　　茎　津　智　子
発行者　白　石　泰　夫
発行所　医歯薬出版株式会社
〒113-8612　東京都文京区本駒込1-7-10
TEL. (03)5395-7618(編集)・7616(販売)
FAX. (03)5395-7609(編集)・8563(販売)
https://www.ishiyaku.co.jp/
郵便振替番号　00190-5-13816

乱丁，落丁の際はお取り替えいたします　　　　印刷・教文堂／製本・皆川製本所
© Ishiyaku Publishers, Inc., 2023. Printed in Japan

本書の複製権・翻訳権・翻案権・上映権・譲渡権・貸与権・公衆送信権（送信可能化権
を含む）・口述権は，医歯薬出版㈱が保有します．
本書を無断で複製する行為（コピー，スキャン，デジタルデータ化など）は，「私的使用
のための複製」などの著作権法上の限られた例外を除き禁じられています．また私的使用
に該当する場合であっても，請負業者等の第三者に依頼し上記の行為を行うことは違法と
なります．

JCOPY ＜出版者著作権管理機構 委託出版物＞
本書をコピーやスキャン等により複製される場合は，そのつど事前に出版者著作権
管理機構（電話 03-5244-5088，FAX 03-5244-5089，e-mail：info@jcopy.or.jp）の許諾
を得てください．